专病中西医结合诊疗丛书

老年膝骨关节病的中西医结合治疗

吴　弢　林伟龙　保志军　主编

U0230561

科学出版社
北京

内 容 简 介

本书分为五章,第一、二章主要介绍膝骨关节病的概况与诊断,从西医及中医两个方面系统阐述了膝骨关节病的发病机制,并对该病的临床表现、诊断要点、鉴别诊断、辅助检查等详细阐述,同时以中医辨证论治为核心,介绍了膝骨关节病的中医病因病机、中医分型;第三章主要介绍膝骨关节病的治疗,分为西医治疗、中医治疗,是本书的重点内容,除了系统地介绍了目前临床上常用的西医治疗技术,更加突出了中医在治疗膝骨关节病上的优势,分述内服中药、外用制剂、针灸、推拿手法等,并介绍中西医结合治疗膝骨关节病的临床路径和诊疗方案;第四章主要介绍膝骨关节病的预防与康复;第五章介绍现代研究成果等内容。本书既详于基础理论,又注重诊疗技术的介绍,具有较好的学术性和实用性,希望本书能对骨伤科医师及进修生、本科生、研究生、规培生有所帮助。

图书在版编目(CIP)数据

老年膝骨关节病的中西医结合治疗 / 吴弢,林伟龙,
保志军主编. —北京:科学出版社,2020.11
(专病中西医结合诊疗丛书)
ISBN 978 - 7 - 03 - 065785 - 5

Ⅰ.①老… Ⅱ.①吴… ②林… ③保… Ⅲ.①老年人
-膝关节-关节炎-中西医结合疗法 Ⅳ.①R684.305

中国版本图书馆 CIP 数据核字(2020)第 145772 号

责任编辑:陆纯燕 / 责任校对:谭宏宇
责任印制:黄晓鸣 / 封面设计:殷 靓

科 学 出 版 社 出版
北京东黄城根北街 16 号
邮政编码:100717
http://www.sciencep.com

南京展望文化发展有限公司排版
广东虎彩云印刷有限公司印刷
科学出版社发行 各地新华书店经销

*

2020 年 11 月第 一 版 开本:787×1092 1/16
2023 年 3 月第四次印刷 印张:10
字数:207 000

定价:80.00 元
(如有印装质量问题,我社负责调换)

《老年膝骨关节病的中西医结合治疗》 编辑委员会

前言

随着全球人口老龄化加速发展,膝骨关节病成为临床常见病、多发病,这种现象在我国尤为严峻。至 2016 年底,我国 60 岁以上老人已达到 2.3 亿。在老年常见病的经济负担排行榜中,膝骨关节病位居第三,保守估计目前我国膝骨关节病患者至少有1.5亿,大于 50 岁的人群患病率达 60%～70%,我国已成为膝骨关节病患者数最多的国家。目前,西医治疗主要分为非手术治疗和手术治疗:非手术治疗(如使用消炎镇痛药)可能会带来严重的胃肠道反应,导致肝肾功能损伤,甚至可以导致严重的心血管疾病;手术治疗(如关节镜手术)长期效果仍然无法令人满意,人工关节置换术的费用、术后并发症及医患双方满意度间的差异较大。而中医治疗主要包括中药内服、膏药外敷、针灸疗法、手法治疗及综合治疗等,近期疗效明显。哪种临床治疗方案最佳、如何在临床治疗上达成共识并推广应用是目前迫切需要解决的问题。

近年来,复旦大学附属华东医院(以下简称"华东医院")和上海中医药大学附属龙华医院(以下简称"龙华医院")等一批中青年骨干医师致力于使用中西医结合的方法合作研究诊治该病,取得了较好的疗效。他们通过大量基础实验和临床研究,制定了中西医结合治疗膝骨关节病的诊疗方案和临床路径,通过梳理、总结理论知识及大量的病案实践验证,其诊疗方案和临床路径已得到许多专家的肯定。

目前,上述治疗方案和临床路径已在国家中医重点专科的临床科室开展,其主要工作成果也获得 2018 年上海中医药科技奖三等奖。

编撰出版本书,旨在介绍、交流近年来笔者团队开展中西医结合诊治膝骨关节病的一些经验、方法,为伤科、骨科、老年科、康复科等中青年医师提供较为完整的中西医结合诊治膝骨关节病的诊治方案、临床路径,以提高临床疗效,造福广大的老年患者。

目录

老年膝骨关节病的中西医结合治疗

第一章 膝骨关节病的概述

第一节 膝骨关节病的定义

一、膝骨关节病的西医论述

1890年，Garrod首先提出"骨关节炎"的概念，后被广泛应用。1909年，Nichols和Richardson认为该病是由于关节软骨进行性变性，软骨下及软骨周围有新生骨形成而发病，是一种退行性关节病。

骨关节炎临床上常见于可动、负重关节，如膝、髋、踝、肘、指间及第一跖趾关节等，以关节缓慢疼痛、僵硬、肿大伴关节功能障碍为主要表现，中老年人和肥胖者好发。骨关节炎可分为原发性骨关节炎和继发性骨关节炎。原发性骨关节炎的发病原因尚不明确，是指关节软骨退变，导致关节功能障碍者；继发性骨关节炎是指由明确外来因素引起关节软骨变性和退变，导致关节功能障碍者。随着医学的发展和对骨关节研究的深入，很多之前被认为是原发性骨关节炎者，可能继发于其他疾患，原发性骨关节炎的范畴可能会进一步减小。

膝骨关节病是一种慢性关节疾病，其主要病理改变是关节软骨面的退行性变和继发性的骨质增生。膝关节是全身最大的关节，由股骨、胫骨和髌骨构成，它是人体的承重关节，也是最易损伤的关节之一。膝关节是全身发病率最高的关节，膝关节疼痛不仅因膝关节内的各种病损导致，也常因各种膝关节外因素引起。

膝关节病变产生的症状往往不具有特异性。如疼痛、打软腿、关节交锁等症状，既可以因为交叉韧带、半月板损伤引起，也可以因为髌股关节异常、关节软骨病变引起，甚至可能仅因为异常增生滑膜的嵌顿而引起。膝骨关节病主要包括膝骨关节炎、膝关节滑膜炎、髌骨软骨软化症、半月板损伤等。本书提及中西医结合治疗膝骨关节病主要指膝骨关节炎，也包括部分滑膜炎、髌骨软骨软化症、半月板损伤。

二、膝骨关节病的中医论述

膝骨关节病在中医学属"痹证"范畴。该病的记载最早见于《素问·痹论篇》，其对膝骨关节病的病因、病机、证候分类、预后等方面均有较系统的论述，认为"风寒湿三气杂至，合而为痹也"，强调了外因为本病的致病因素。张仲景的《伤寒论》虽未论及痹证，但提及由"风湿相搏"而出现"身体烦疼""骨节烦疼、掣痛不得屈伸，近之则痛剧"等病症，皆应属痹证，并使用甘草附子汤、桂枝附子汤、桂枝芍药知母汤等方剂予以治疗，迄今这些方剂仍为临床治疗风、寒、湿引起的膝骨关节病的常用方。此外，正气虚弱为该病的内在因素，如王焘《外台秘要》所说："白虎病者，大都是风寒暑湿之毒，因虚所致……蓄于骨节之间,或在四肢,肉色不变,其疾昼静而夜发,发则彻髓酸疼,乍歇,其病如虎之啮,故名白虎之病也。"《严氏济生方》曰:"风寒湿三气杂至,合而为痹,皆因体虚,腠理空疏,受风寒湿气而痹也。"外伤、劳损致经脉受损,瘀血积聚,为肿为痛。《素问·宣明五气篇》说:"久视伤血,久卧伤气,久坐伤肉,久立伤骨,久行伤筋。"说明长期慢性劳损是引起骨关节退行性病变的主要原因之一。王清任提出"痹为瘀血",其《医林改错》一书中的身痛逐瘀汤等方,在治痹方中可谓别具一格。叶天士有"久病入络"之说,对痹证不愈者,提倡用活血化瘀及虫类药物,用其搜剔风、寒、湿外邪,宣通经脉之效;叶天士"虚人久痹,宜养肝肾"的治疗大法,对后世亦有很大影响,《医宗金鉴·痹病总括》曰:"痹虚,谓气虚之人病诸痹也,宜用加减小续命汤……筋痹加羚羊角或加续断,骨痹加虎骨或加狗脊……痹实,谓气血实之人病诸痹也,宜用增味五痹汤,即麻黄、桂枝、红花、白芷、葛根、附子、虎骨、羚羊角、黄芪、甘草、防己、羌活也。"对后世临床治疗痹证具有指导意义。

第二节　膝关节的生理功能

膝关节是人体最大且最复杂的关节。膝关节的主要结构包括股骨下端、胫骨上端及髌骨关节面,膝关节之所以能活动自如又不会发生脱位,主要是前交叉韧带(anterior cruciate ligament,ACL)、后交叉韧带(posterior cruciate ligament,PCL)、内侧副韧带、外侧副韧带、关节囊及附着于关节附近的肌腱确保了关节稳定性(图1-1)。关节中间的内外侧各有一块叫作"半月板"的重要结构,除了可以吸收部分关节承受的负重外,亦可增加关节的稳定性。另外,关节前后肌肉群的拉动,控制了关节屈伸。

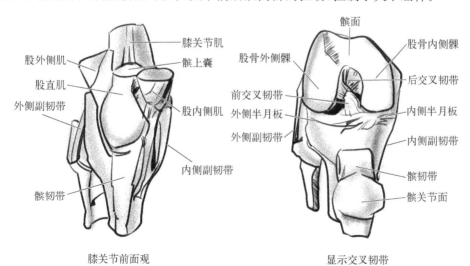

图1-1　膝关节韧带解剖

膝关节前面观　　　　　　显示交叉韧带

一、骨的代谢

成人体内钙含量约为 1 kg，其中细胞外液与肌肉中的钙量不超过 10 g，其余均以磷酸盐、碳酸盐和氢氧化物的形式存在于骨组织中。吸收钙的部位在小肠上段，其吸收依赖于维生素 D、甲状旁腺激素和降钙素。钙的排泄主要通过肾，少部分通过肠道。骨内磷酸盐和血中离子状磷酸盐保持着动态平衡。磷全部在小肠吸收，吸收过程受维生素 D 控制。血清磷以无机磷酸盐离子形式存在，约 60% 的摄入量经尿排出。血清钙磷比值保持动态平衡，摄入钙过多，会使磷酸盐在小肠内变为不可溶性，故使磷的摄入减少，导致低磷性佝偻病或骨软化。摄入钙量少，血清磷水平增加，会引起代偿性甲状旁腺激素增多，出现骨吸收、尿磷酸盐排泄增加。在甲状旁腺激素作用下，肾小管磷的重吸收减少，钙的重吸收增加，血钙水平趋于正常。骨的钙化是极为复杂而微妙的过程，指在有机质内有秩序地沉积无机盐的过程，即凝结现象，使钙磷结合形成羟基磷灰石 $[Ca_{10}(PO_4)_6(OH)_2]$，最初构成非晶体状磷酸钙盐，然后逐渐形成晶体形式。羟基磷灰石结晶呈针状或板状。钙和磷酸盐离子在非晶体和晶体的磷酸钙盐中是平衡的，这种平衡要受局部 pH、降钙素、成骨细胞等因素的调节与控制。

二、膝关节的骨性结构与连接

股骨、胫骨与髌骨构成膝关节，上述三骨相互对应形成 3 个相对独立的膝关节内侧室、外侧室与髌股关节室。

（一）髌骨

髌骨是人体内最大的籽骨，其与股骨滑车组成髌股关节。髌骨呈不对称卵圆形，顶点指向肢体远端。股四头肌腱向下延伸包裹髌骨前方，并与髌韧带相融合。髌骨与股骨滑车相关节而形成膝关节前侧室，或称为髌股关节室。

髌骨关节面由 7 个接触面组成，髌骨内外侧各有 3 个接触面，第 7 个接触面位于髌骨内侧缘。总的来讲，髌骨内侧关节面较小且呈凹陷形，髌骨外侧关节面约占整个髌骨的 2/3，髌骨外侧关节面在矢状面上呈后凸形，冠状面上则仍呈凹陷形。髌骨的形态可以分为 6 种类型（图 1-2），其中 I 型和 II 型为稳定型髌骨，其他 4 种类型极可能是髌骨半脱位后在不平衡应力作用下继发的不稳定型。覆盖髌骨关节面的软骨是全身最厚的透明软骨，最厚处可达 6.5 mm。

股骨滑车向内外侧延伸通过一不明显的嵴而与股骨内、外侧髁相连接。一般来说，股骨滑车与股骨外侧髁相连接的嵴较为隆起。髌骨并非完全位于股骨滑车内，在股骨滑车内滑行的过程中，髌骨关节面的接触面不断发生变化。在关节屈伸过程中，髌股关

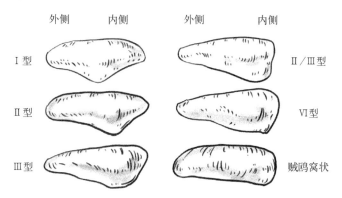

外側　　内側　　　　外側　　内侧

Ⅰ型　　　　　　　　　　　　Ⅱ/Ⅲ型

Ⅱ型　　　　　　　　　　　　Ⅵ型

Ⅲ型　　　　　　　　　　　　贼鸥窝状

图1-2　Wiberg和Baumgartl的髌骨外形分类

节的接触面均不超过髌骨关节面的1/3。

　　膝关节屈曲10°～20°时,髌骨下极内、外侧关节面同时与股骨滑车相接触,接触面呈一横行的窄条状(图1-3)。随着膝关节屈曲度数的增加,股骨滑车的接触面逐渐向近侧、外侧移行。膝关节屈曲至45°时,髌股关节接触面积达最大值,髌骨与股骨的内、外侧接触面积经中间嵴相互连接而呈椭圆形分布。膝关节屈曲至90°时,髌骨与股骨的接触面移行至髌骨关节面的上部。膝关节屈曲至90°后,随着屈曲度数的进一步增加,髌骨与股骨的内、外侧接触面逐渐分离而相互独立。膝关节屈曲至135°时,髌骨与股骨的内、外侧接触面已分别位于髌骨内、外侧的上端。髌骨内侧缘嵴只有膝关节极度屈曲(如下蹲)时,才与股骨相接触。

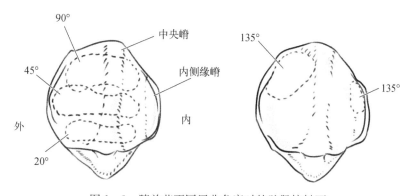

图1-3　膝关节不同屈曲角度时的髌股接触面

　　髌骨的生物力学功能主要在于增加股四头肌的力臂。随着膝关节屈曲角度的增加,髌股关节的应力也随之加大,但与此同时髌骨关节面的接触面积也增大,增大的接触应力分布于较大的接触面积。如果膝关节由屈曲位对抗应力伸直,则与上述情况相反。因此,让患者自屈曲位对抗应力伸直膝关节可引出髌股关节疼痛的症状。而当膝关节完全伸直时髌股关节将脱离相互接触状态,髌股关节内应力消除,疼痛也将缓解。因此,直腿抬高动作(straight leg raising exercise,SLR)可消除髌股关节内的应力。

(二) 股骨

股骨远端是很多韧带与肌腱的附着部位,解剖结构也较复杂(图1-4)。无论从外形还是大小来看,股骨内、外侧髁均不对称。股骨内侧髁较大,矢状面上自前向后曲率较为一致,股骨外侧髁较小,且矢状面上自前向后曲率逐渐增大。从股骨远端轴向观察可见股骨外侧髁轴线较内侧髁稍短,股骨外侧髁轴线与膝关节矢状面的夹角较股骨内侧髁稍小,后者与膝关节矢状面的夹角可达22°。向前成角,向后开放。若以股骨髁间窝为中点的话,股骨外侧髁较股骨内侧髁稍大。股骨内、外侧髁前方由一沟槽即股骨滑车所分隔(图1-5)。股骨滑车的最深部称为滑车沟,滑车沟较内、外髁之间的正中平面稍偏外侧。行全膝置换术时,精确重建上述解剖关系对恢复髌股关节的正常生物力学至关重要。

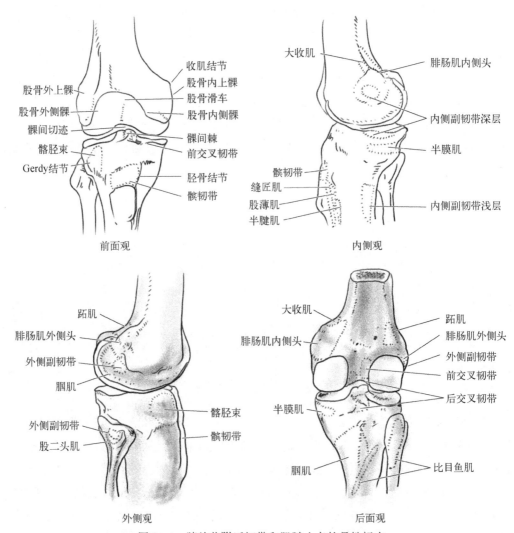

图1-4 膝关节附近韧带和肌腱止点的骨性标志

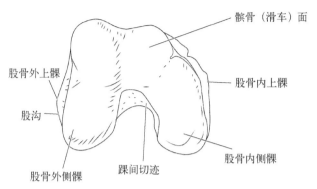

图 1-5 股骨远端的骨性结构

股骨滑车位于股骨内、外侧髁之间,最深点稍偏向于外侧处,外侧髁前面比内侧面更突出

股骨内、外侧髁的远端被后方的髁间窝所分隔。髁间窝的外侧壁较为平坦,前交叉韧带近端起于此处,后交叉韧带则起于髁间窝内侧壁的广泛区域。髁间窝的宽度远端最窄,由远向近逐渐宽大(1.8~2.3 cm)。髁间窝的高度以髁间窝中部最大(2.4 cm),向远、近端分别降低(远端 1.8 cm,近端 1.3 cm)。髁间窝狭窄可导致前交叉韧带损伤,因此,髁间窝的外形具有重要临床意义。研究表明,出现髁间窝狭窄时,部分前交叉韧带并无病变,由此可见髁间窝狭窄并非继发于前交叉韧带病变。反之,前交叉韧带损伤则多是继发于韧带与狭窄髁间窝的撞击。由于上述原因,当前施行髁间窝切割术以扩大髁间窝已成为前交叉韧带重建术不可分割的一部分。

股骨外侧髁关节面近侧有一浅沟,腘肌腱即起于此。腘肌腱沟将股骨外上髁与关节间隙分割开。股骨外上髁较小但较为突出,是外侧副韧带和腓肠肌外侧头的起点。

大收肌止于股骨内上髁上较为隆起的收肌结节。股骨内上髁位于收肌结节的前远方,为一"C"形的嵴状隆起。股骨内上髁中央凹陷呈浅沟状,内侧副韧带即起于此沟而非外缘的嵴状隆起。股骨内、外上髁连线指通过内上髁沟中点与外上髁最高点的轴线(图 1-6),此线是全膝置换术时的重要参考轴线。对于正常膝关节而言,如以髁后线为标准,男性股骨内、外上髁连线外旋平均 3.5°,女性股骨内、外上髁连线外旋平均 1°。对于合并有膝骨关节病和膝外翻的患者,股骨内、外上髁连线外旋可达 10°以上。相对股骨远端的前后径而言,女性以股骨内、外上髁连线为轴线的左右径较男性要窄。

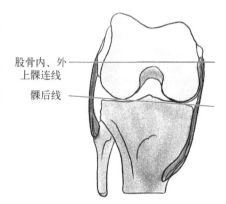

图 1-6 连接股骨外上髁和股骨内上髁最突起处的股骨内、外上髁连线相对于髁后线向外旋转

（三）胫骨

股骨与胫骨内、外侧髁的关节面并非完全吻合。胫骨内侧平台较外侧平台宽大且

平坦,平台的后部向胫骨干后方悬出。与此相反,胫骨外侧平台较内侧平台窄小且向上方隆起。胫骨内外侧平台相对胫骨干约有 10°的后倾。实际情况下,由于半月板的存在,胫股关节的吻合程度较单纯骨性的胫股关节要好得多。半月板显著改善了胫股关节面的吻合程度并增加了胫股关节间的接触面积。胫骨内外髁被胫骨上端中央的骨性隆起——髁间隆起所分割。髁间隆起前方有一凹陷称为髁间前区,自前向后,髁间前区内分别有内侧半月板前角、前交叉韧带、外侧半月板前角附着。髁间前区后方为内侧与外侧髁间结节,内、外侧髁间结节间为结节间沟。X 线正位片上内侧髁间结节较外侧髁间结节要高,X 线侧位片上内侧髁间结节位于外侧髁间结节前方。髁间隆起的功能并非为交叉韧带和半月板提供止点,而是通过股骨内外髁内侧面的阻挡作用保证膝关节内外方的稳定性。髁间隆起后方为髁间后区,自前向后,髁间后区内分别有外侧半月板与内侧半月板后角附着。后交叉韧带止于胫骨内外髁间的胫骨后上缘。胫骨前方最为突起的结构为胫骨结节,是髌韧带在胫骨上的附着点。胫骨外侧髁外侧端后内 2~3 cm 处的结节样突起称为 Gerdy 结节,其上有髂胫束附着。

(四)胫腓关节

胎儿时期,胫骨和腓骨均与股骨相接触。由于胫骨的生长速度快于腓骨,导致胫股关节与腓骨头之间出现距离,关节囊的一部分被腓骨头向下牵拉形成上胫腓关节。腓骨头的关节面指向上方,并稍向内前方倾斜,腓骨头与胫骨干骺端的后外侧面相关节。腓骨头的尖端自腓骨后外向上凸起,其上有外侧副韧带、股二头肌腱、腓骨籽骨韧带与弓状韧带附着。

上胫腓关节附有滑膜,关节囊增厚为关节囊韧带,关节前后方分别由前后上胫腓韧带加强。下胫腓关节则是由一韧带联合,胫、腓骨之间通过骨间韧带相互连接。胫腓骨间膜纤维起于腓骨骨间嵴,向内下走行止于胫骨骨间嵴,骨间膜上方留有较大的孔供胫前血管穿出。

上胫腓关节的前方及相邻的胫、腓骨是胫骨前肌、趾长伸肌、腓骨长肌的起始部位,上胫腓关节的后方及相邻的胫、腓骨则是比目鱼肌的起始部位。胫前动脉作为腘动脉的终末支,于上胫腓关节下方约两横指处穿过骨间膜上的裂隙进入小腿的前侧室,有一返动脉自胫前动脉发出加入膝关节周围血管网。腓总神经的终末支穿过趾长伸肌与腓骨间的肌间隔与胫前动脉相伴行。腓浅神经于腓骨颈外侧发自腓总神经,向下走行进入腓骨长肌。

(五)关节软骨

关节软骨是软骨细胞、软骨基质和基质中的纤维组成的结缔组织。软骨基质的主要成分是蛋白多糖,此外,还有一定量蛋白质(核连蛋白)和聚蛋白。纤维是由 II 型胶原蛋白组成的胶原原纤维。关节软骨的结构并非均一不变,按胶原纤维的排列与软骨细胞的分布可将其分为若干个不同的区。越接近软骨下骨,软骨细胞的密度越高,反之,越邻近关节面,软骨细胞的密度越低。在软骨细胞增殖区的基底部分有一嗜酸性的区域称为潮线或潮标区。软骨的钙化发生于潮线,潮线以下是钙化的软骨,其主要功能是将软骨锚固于软骨下骨。软骨没有血运,一般认为软骨浅层的软骨细胞自关节液摄取营养,软骨深层的软骨细胞自软骨下骨摄取营养。

正常软骨呈白色,光滑、质地坚实。关节软骨若发生损伤或退变,或称之为软骨软化者,其肉眼及关节镜下均能观察到外观显著变化。Outerbridge 根据软骨退变的镜下特征性表现将其分为 5 级。① 0 级:正常,软骨呈白色;② 1 级:软骨连续性完好,但软骨表面出现肿胀及软化;③ 2 级:软骨表面出现裂隙及纤维化,但范围小于 1.3 cm;④ 3 级:病理表现同 2 级,但病变范围直径大于 1.3 cm;⑤ 4 级:软骨下骨裸露,该级已无法与骨关节病相区分。有些情况下,关节软骨可因分层作用而呈斑片样剥脱。普通 X 线片无法检出上述软骨病变,MRI 检查对诊断早期的软骨软化并不可靠,早期的软骨软化可能表现为正常软骨的部分区域内存在弥散性的异常信号;3、4 级的软骨病变在 MRI 成像上则表现为关节软骨变薄、形状不规则并出现裂隙。

关节软骨或关节面的损伤也可间接由软骨下骨的病变引起。骨坏死或剥脱性骨软骨炎(osteochondritis dissecans)均可导致关节面的损毁。对膝关节而言,剥脱性骨软骨炎常发生于股骨内侧髁邻近髁间窝的部位,剥脱的骨软骨片可以自骨床剥离而形成游离体,病灶清理后可见软骨下骨有出血点。典型剥脱性骨软骨炎的 X 线片可见骨缺损放射学透亮线,放射学透亮线内可见骨片影或类似于骨皮质密度的高密度影。在 MRI 影像图上,剥脱性骨软骨炎表现为关节面不规则,在 T_2 加权像上软骨缺损病灶周围出现高信号影,提示病灶周围为关节液所包绕。骨坏死也可导致骨软骨片脱落,但多见于老年人,其病灶多位于股骨内侧髁的负重区。与剥脱性骨软骨炎不同的是,骨坏死导致的骨软骨片脱落是源于无血运的骨床脱落。同样,在典型 X 线片上,病变部位表现为放射学透亮线的出现,特征性的 MRI 表现为低信号的骨坏死区周围合并有骨水肿影。病变早期关节软骨是正常的,剥脱性骨软骨炎与骨坏死都可能导致骨软骨片状脱落、游离体形成、关节面塌陷,最后导致关节退变。

(六)半月板

半月板是膝关节内两个半月形的纤维软骨,其主要作用是加深胫骨的关节面以更好地与股骨髁相契合。半月板的主要成分是胶原(75%)与非胶原蛋白(8%~13%),黏多糖与糖蛋白同样也是半月板的主要成分。尽管半月板内含有 4 种类型的胶原,其中 Ⅰ 型胶原占所有胶原的 90%,为胶原中的最主要成分。组织学研究表明:半月板内成纤维细胞与纤维软骨细胞散在分布于嗜伊红胶原纤维构成的有机基质内。胶原束呈拱形排列,以利于吸收应力(图 1-7),半月板的表面及胫骨

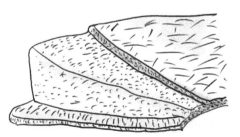

图 1-7　半月板的 3 层横切面区域

平台平行的中间部分有放射状排列的胶原纤维,以增加半月板的强度并防止半月板纵形劈裂。弹力纤维约占半月板干重的 0.6%,其主要作用是使半月板受力变形后恢复原有形态。半月板变性时上述细胞有转化为软骨样细胞的倾向。

内外侧半月板各覆盖相应胫骨平台关节面的外周 2/3,半月板外缘较厚并与关节囊相连接。半月板由外向内逐渐变薄,内缘游离。半月板股骨面凹陷与股骨髁相接触,胫骨面平坦坐落于胫骨平台上。在 MRI 矢状面影像上观察半月板最为清楚,正常半月板以低信号为特点,没有或仅有极少内源信号。内侧半月板的后角大于前角,而内侧半月板的前角一般与外侧半月板的后角大小相似。半月板内有点片状的信号增高区,根据 MRI 信号增高情况可分为 1~3 型:半月板上下关节面未受累为 1 型;半月板内有线形的信号增高影,但半月板上下关节面未受累为 2 型(1 型与 2 型 MRI 信号改变可能是半月板老化的正常表现);半月板内有线形的信号增高影并累及半月板的关节面为 3 型(3 型代表了真正的半月板撕裂)。利用 MRI 检查可诊断各种类型的半月板损伤,但诊断半月板损伤的最好办法是关节镜检查。半月板损伤可分为水平或纵形撕裂、桶柄样撕裂(半月板与外周缘分离但前后角未受累)、退变造成的复合撕裂等数种类型。目前,开放半月板切除术已被关节镜下半月板修补术或半月板部分切除术所替代,要获取完整的半月板标本已基本不可能实现。

半月板纤维软骨内出现钙化,这种现象可以称为软骨钙质沉积,与焦磷酸钙沉积症有关,但 X 线检查或关节镜检查时可偶然发现软骨钙质沉积现象。

半月板具有数种重要功能:① 传递关节内应力;② 增加关节的吻合程度;③ 使关节滑液均匀分布于关节面;④ 关节运动时防止关节内软组织发生撞击。在前交叉韧带功能不全时,由于其后角为楔形,可在一定程度上防止胫骨向前方移位,因此,内侧半月板还具有稳定关节的作用,但外侧半月板无类似功能。Fairbank 首先发现半月板全切术后,膝关节可迅速发生退变。目前,这一现象已得到普遍证实。膝关节退变的征象主要有:① 半月板切除侧股骨髁骨赘形成;② 股骨髁逐渐扁平;③ 切除处关节间隙狭窄。

1. 内侧半月板

内侧半月板接近半圆形,呈"C"形,最大宽度约为 3.5 cm,横断面为三角形,前后不对称,后角比前角宽大。内侧半月板后角牢固地附着于胫骨髁间后区,正好位于后交叉韧带止点的前方(图 1-8)。前角的附着点变异较大,通常在胫骨髁间前区,大约位于前交叉韧带止点前缘前方 7 mm,与胫骨棘内侧平齐,但此处附着点可能非常脆弱。还有一个厚度变异较大的纤维带状结构,即半月板间横韧带,连接内外侧半月板的前角。内侧半月板外周连续附着于膝关节囊。内侧半月板的中点通过称为内侧副韧带深层的关节囊增厚部分,与股骨更坚固地连接。半月板的胫骨附着部分,有时称为冠状韧带,附着于关节面外约几毫米的胫骨边缘,形成了一个滑囊窝。据 Kaplan 报道,半月板后内侧通过关节囊被半膜肌(semimembranosus muscle, SM)所附着。

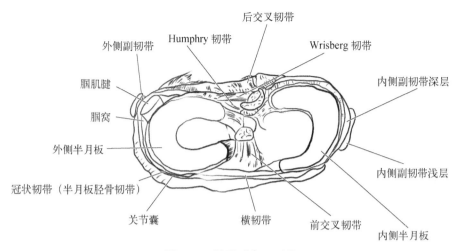

图 1-8 胫骨平台上面观

标注（自上而下、环绕）：后交叉韧带、Humphry 韧带、Wrisberg 韧带、外侧副韧带、内侧副韧带深层、腘肌腱、腘窝、外侧半月板、内侧副韧带浅层、冠状韧带（半月板胫骨韧带）、关节囊、横韧带、前交叉韧带、内侧半月板

2. 外侧半月板

与"C"形的内侧半月板不同,外侧半月板接近圆形呈"O"形,比内侧半月板覆盖了更大的关节面(图 1-8)。其前角附着于髁间窝,正位于胫骨外侧髁间嵴前缘,与前交叉韧带相邻。后角附着于胫骨外侧髁间嵴的后方,与内侧半月板的前部相邻。一些变异性的纤维,即半月板股骨韧带,把外侧半月板的后角与股骨内侧髁的外侧壁相连。这些半月板股骨韧带包绕着后交叉韧带,分别称为 Humphry 韧带和 Wrisberg 韧带等(图 1-9)。Humphry 韧带走行于后交叉韧带的前方,而 Wrisberg 韧带行经后交叉韧带的后方。这些半月板股骨韧带在 71%～100% 的尸体标本上发现,Wrisberg 韧带更常见,只在少数尸体标本上同时发现这两种韧带。连接内、外侧半月板前角至髁间切迹

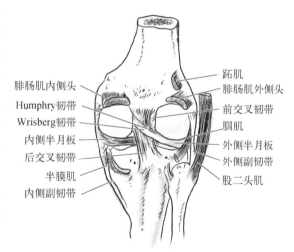

图 1-9 膝关节后面观

标注：腓肠肌内侧头、Humphry 韧带、Wrisberg 韧带、内侧半月板、后交叉韧带、半膜肌、内侧副韧带、跖肌、腓肠肌外侧头、前交叉韧带、腘肌、外侧半月板、外侧副韧带、股二头肌

Humhry 和 Wrisberg 韧带连接外侧半月板后角和股骨内髁,包绕后交叉韧带。腘肌腱部分止于外侧半月板的后外侧面

前交叉韧带前部的半月板股骨韧带也被发现过。Wan 和 Felle 报道 60 例尸体膝关节中,每种韧带的出现率约为 15%,这些韧带总的存在率为 25%。总体上来看,Humphry 韧带和 Wrisberg 韧带比其他起于前角的半月板股骨韧带更粗壮。

内侧半月板与外周的关节囊连续附着,但外侧半月板的附着被通过的腘肌腱所阻断。另外,不同于内侧半月板的是,外侧半月板不与外侧副韧带直接相连。外侧半月板后外侧被腘肌腱分割形成凹槽。部分肌腱纤维在此位置与半月板上边缘相连。外侧半

月板不像内侧半月板那样与膝关节囊广泛相连,因此,它的活动性更大,移动距离可达1 cm。外侧半月板的活动被腘肌腱和半月板股骨韧带限制,这可以解释为什么半月板的损伤发生于外侧较少。

(七) 膝关节囊

膝关节囊是纤维膜性结构,包括一些增厚部分,可被认为是独立的韧带。关节囊前部较薄,在前方直接被韧带所代替。在近端,膝关节囊在髌骨以上 3~4 指处附着于股骨。在远端,除了腘肌腱通过裂缝进入关节处之外,膝关节囊附着于胫骨周缘。在后部,膝关节囊包含起于股骨髁和髁间窝壁的垂直纤维。在此区域,膝关节囊被起于半膜肌腱的腘斜韧带加强。在近端,这个宽扁的带状结构在近股骨髁关节的边缘处附着股骨髁间窝和股骨后部。纤维束被供血管和神经通过的孔隙分割。腘斜韧带构成腘窝底的一部分,腘动脉从其上通过。在腘肌腱与外侧半月板交界处,膝关节囊移形向下正对腓骨头,形成了外侧半月板和腓骨茎突之间的腘弓状韧带。

(八) 滑液腔

正常滑膜为平滑、半透明的粉红色组织。组织学上认为其表面覆盖了一层滑膜细胞。滑膜细胞包含两类细胞群,具有巨噬细胞功能的Ⅰ型细胞和具有分泌功能的Ⅱ型细胞。Ⅰ型细胞包含大量的线粒体、溶酶体和吞噬体,其表面呈波浪状,表明其具有吞噬作用。Ⅱ型细胞包含粗面内质网和游离核糖体,表明其具有分泌功能。这层细胞构成内膜层,位于其内的为内膜下层,为纤维血管带,包含小动脉、脂肪及不同种类的结缔组织细胞,包含成纤维细胞和组织细胞。这层纤维血管带在关节囊的止点处逐渐变得更纤维化。在一些特异性疾病中,包括类风湿性关节炎、滑膜增生和囊性改变并发炎,可以加剧关节内破坏。

滑膜包裹膝关节内面向上延展至髌骨之上的髌上囊。髌上囊以一层脂肪与股骨前面分开。髌上囊最上部分附着于起于股骨干前面的膝关节肌。膝关节肌阻止髌上囊内陷入髌骨之下。

在关节内,滑膜覆盖交叉韧带和腘肌腱。在关节囊后外侧以上,滑膜围绕腘肌腱形成一个滑膜隐窝。在半月板之下的冠状隐窝也附垫着滑膜,其前部滑膜覆盖位于髌韧带和关节囊后方的脂肪垫。滑膜常形成许多褶皱,尤其在髌上囊的位置。滑膜皱襞通常指正常应该在胚胎发育期被吸收的滑膜隔的残余。最常见的滑膜皱襞位于髌下、髌上和髌内。在大多数情况下,MRI 矢状位和冠状位影像图提供了最佳细节,在没有相应关节内渗出的情况下,MRI 影像很难显示滑膜皱襞。少数情况下,滑膜皱襞尤其是髌内侧的滑膜皱襞,可引起炎症并发疼痛,此时可考虑行关节镜下滑膜切除术。

后滑膜腔与半膜肌滑囊相连,半膜肌滑囊位于半膜肌腱和腓肠肌腱之间,在一半的人群中发现。在膝关节中注入染料,可使此囊膨胀;当发生关节内渗出时,此囊也可以变大,形成腘窝囊肿或称 Baker 囊肿。此滑膜腔正常情况下不与膝关节周围的其他囊腔相通。

(九) 滑膜囊

在膝关节的众多滑膜囊中,具有显著临床意义的为髌前囊、髌下囊和鹅足囊(图 1 - 10)。髌前囊较大,位于髌骨之前的皮下。髌下囊位于髌韧带之后,将髌韧带与胫骨和脂肪垫下部分开。鹅足囊位于缝匠肌、股薄肌、半腱肌腱和胫骨之间;另一个滑膜囊将浅层内侧副韧带和鹅足囊分开。这些滑膜囊在外伤或膝关节过度使用后会发炎。

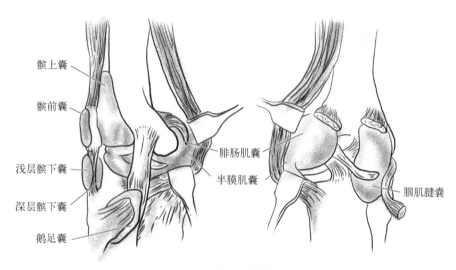

图 1 - 10　膝关节周围的囊

(十) 交叉韧带

交叉韧带包含高度编织的胶原基质,大约占到干重的 3/4。主要的胶原为Ⅰ型胶原(90%),剩余的为Ⅲ型胶原(10%)。这些胶原被组织成直径 20 μm 的胶原纤维束,这些胶原纤维束再组合成直径 20~400 μm 的胶原纤维束。成纤维细胞和其他物质,如弹性蛋白(<5%)和蛋白多糖(1%)构成了干重的其他部分。在生理条件下,水构成了净重的 60%。在显微水平上,韧带及肌腱与骨相连部位结构为胶原纤维直接与骨内的纤维相连;可以分辨出钙化的前缘,类似介于类骨质和矿化骨之间的结构。

交叉韧带因其在胫骨上的附着方式而得名,它在膝关节中发挥着重要的作用。交叉韧带的作用为稳定膝关节,阻止胫骨与股骨的前后位移。其上分布众多的感觉神经末梢,从而在本体感觉上发挥重要作用。交叉韧带为关节内韧带,但由于其表面覆盖一层滑膜,因此被认为是滑膜外的结构。它们由膝中动脉的分支和双侧膝下动脉提供血运。Grirgis 等详细研究了交叉韧带的解剖结构(图 1-11)。

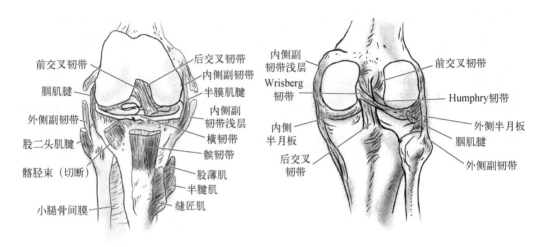

图 1-11　交叉韧带

1. 前交叉韧带

前交叉韧带起于股骨外侧髁内面的后部,以一种半环形片段的形式与髁间切迹相连(图 1-12)。韧带附着点前边界平直,后边界为凸形。韧带向前、远侧肌向内侧走行,止于胫骨(图 1-13)。前交叉韧带平均长度为 38 mm,平均宽度为 11 mm。在它的

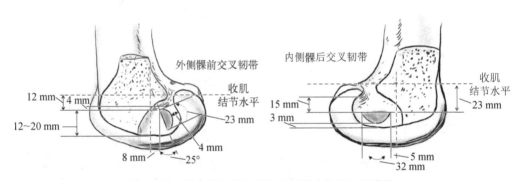

图 1-12　前交叉韧带和后交叉韧带在股骨上的附着

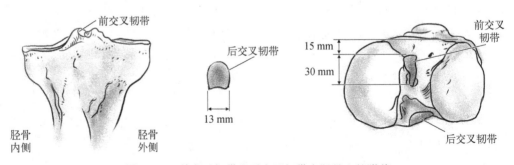

图 1-13　前交叉韧带和后交叉韧带在胫骨上的附着

整个走行过程中,韧带纤维呈轻度外旋转。在股骨止点下方大约 10 mm,继续向胫骨附着点走行时,韧带呈直立状态,韧带的胫骨止点呈宽阔下陷区域,位于胫骨髁间棘的前外侧。韧带的胫骨止点呈斜向,比股骨止点更强壮。前交叉韧带与外侧半月板的前角有明显的一小束相连。

前交叉韧带在 MRI 矢状位影像中能很好地显现。前交叉韧带斜行走向,因此,通常需要通过 2~3 个 MRI 矢状切面来对其观察。正常的前交叉韧带为低位号,但在前交叉韧带的远端止点处呈条纹状。纤维连续性中断或因水肿和出血所致高信号时切迹处有软组织团块影,这表明前交叉韧带被撕裂。前交叉韧带部分撕裂表现为韧带信号增强、变厚。然而明确诊断不完全损伤仍存在挑战。前交叉韧带的关节镜检查仍是对可疑不完全损伤或完全损伤评价的金标准。前交叉韧带是对抗胫骨相对股骨向前滑移的主要静态稳定结构,占对抗前抽屉总阻力的 86%。膝关节运动的不同阶段,前交叉韧带的不同部分均起作用来稳定膝关节,解剖学研究无法识别纤维束。在膝关节屈曲 90° 时,前内侧纤维束拉紧;而在膝关节完全伸直时,后外侧纤维束拉紧(图 1-14)。前交叉韧带在对抗膝关节的内外旋转中起到一定的作用。前交叉韧带的最大牵引力约为$(1\,725 \pm 270)$ N,这远小于许多剧烈体育活动所产生的应力。保持膝关节的稳定性需要一些动态稳定结构,如肌肉通过膝关节产生稳定力。使肌肉能辅助稳定膝关节,有效的关节本体感觉反馈是至关重要的,前交叉韧带发挥重要的本体感觉功能,研究发现其上有大量的本体感受器和游离神经末梢。

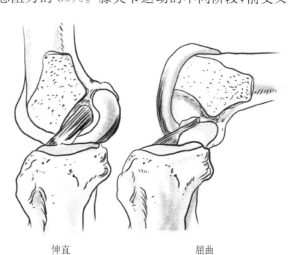

伸直   屈曲

图 1-14   伸直和屈曲位的前交叉韧带

注意在伸直位使其后外侧部分被拉紧,而在屈曲位时
前内侧部分被拉紧,后外侧部分相对松弛

相关文献已报道在前交叉韧带缺失的人群中,相应膝关节对被动运动的感觉阈值明显提高。前交叉韧带的传入和传出信号由胫后神经的分支提供。

2. 后交叉韧带

后交叉韧带起于股骨内侧髁的外侧面,呈半环状、水平走向。附着点的上边界平直,下边界为凸形。后交叉韧带平均长度为 38 mm,平均宽度为 13 mm,其中部最窄,呈扇形向两边延伸,上部比下部更宽。韧带纤维由内、外方向止于胫骨,然而在股骨处向前方附着。后交叉韧带在胫骨的附着点位于胫骨上关节面后部的凹处。胫骨附着点向远端延伸至胫骨后面达 1 cm。在紧靠胫骨附着点处,后交叉韧带发出一小束纤维与外侧半月板的后角混合在一起。

后交叉韧带在 MRI 影像上呈独特的低信号强度的曲棍球形状。后交叉韧带在 MRI 矢状位和冠状位影像上能很好地显示。另外,在后交叉韧带的前面和后面可识别出 Humphry 韧带和 Wrisberg 韧带。后交叉韧带撕裂表现为肌腱实质内部的高信号或纤维的中断。后交叉韧带慢性撕裂表现为韧带变细或轮廓异常。

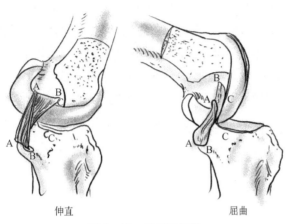

伸直　　　　　　　　　屈曲

图 1-15　后交叉韧带

屈曲位时韧带主体拉紧,而伸直位时松弛

后交叉韧带位于关节的旋转中心,强度是前交叉韧带的两倍,因此,后交叉韧带被认为是膝关节的主要稳定结构。后交叉韧带提供限制胫骨相对股骨向后滑移的 95% 的限制力。在膝关节屈曲时,它被最大限度地拉紧,在膝关节内旋时变得更紧张(图 1-15)。后交叉韧带有两个不可分割的组成部分,即前部纤维和后部纤维。前部纤维组成了韧带的主体,在膝关节屈曲时紧张,在膝关节伸直时松弛;后部纤维较薄弱,组成了韧带较细部分。后交叉韧带与侧副韧带及腘肌腱协同稳定膝关节。切断实验表明,如果只有后交叉韧带被切断时,膝关节屈曲时相对后移距离明显增加,但当侧副韧带和腘肌腱同时被切断时,相对后移距离增加得更明显。

后交叉韧带损伤比前交叉韧带损伤少见,常发生于膝关节过屈或屈曲位时前方受打击的情况下。这类损伤很少导致不稳定的症状,但可能导致慢性疼痛。90% 膝关节内侧间室显著退变的患者发生慢性后交叉韧带损伤。

交叉韧带上部附着点的特点导致韧带屈曲时沿纵轴扭转。前交叉韧带和后交叉韧带因为附着在相对面上,所以沿相反方向扭转。

三、膝关节周围神经和血管

(一) 神经

尽管存在个体的差异,但已辨识出两组主要的膝关节神经支配。第一组为后组神经,包括胫神经、腓总神经及闭孔神经的后关节支。第二组为前组神经,包括股神经、闭孔神经前支和隐神经的关节支。

胫神经(腘内侧神经)从大腿中段处发生于坐骨神经。它向远端走行穿过腘窝,先位于深筋膜之下的脂肪层,再向远端走行,位于腓肠肌二头间。其皮支为腓肠神经,在腓肠肌表面下行(图 1-16)。胫神经肌支支配腓肠肌二头、跖肌、比目鱼肌和腘肌。另外,还有几个关节支,最大和最恒定的分支为后关节支,其起点多变,但最常起于腘窝内,有时会起于大腿部坐骨神经的胫神经支,它向外走行,包绕腘动脉,然后向深处走行,加入腘神经丛。来自腘神经丛的神经纤维穿过腘斜韧带,支配后关节囊、环半月板周围关节囊和覆盖交叉韧带的滑膜。半月板的神经支配范围存在争议:有证据表明前后两组神经纤维均穿入半月板的 2/3,其神经支配限于环半月板周围关节囊。闭孔神经后部的终末支与股动脉并行进入腘窝,也加入腘神经丛,因此也支配关节囊和半月板。

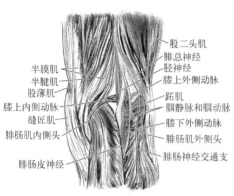

图 1-16　膝关节后面观

胫神经在大腿部起于坐骨神经,
腘动脉和周围静脉在近端与其伴行

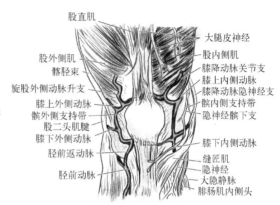

图 1-17　膝关节前面观

膝关节前、后浅层神经血管结构

膝关节前部区域的关节囊和韧带由前组神经支配,尤其是支配股四头肌神经的关节支。最大的分支起源于支配股内侧肌和部分前内侧关节囊的股神经。在外侧,支配股外侧肌的神经支配上外侧关节囊;在前部,来自髌上囊输出神经支配股中间肌。隐神经起源于股神经后部分支。在收肌管的下端,神经在膝关节内侧缝匠肌和股薄肌之间穿过深筋膜。隐神经髌下支横过缝匠肌,加入髌神经丛,提供前、内侧关节囊,髌肌腱和前内侧皮肤的神经支配(图 1-17)。

在远端,隐神经的缝匠肌支和大隐静脉一起走行于小腿的内面(图 1-18)。髌神经丛位于髌骨和髌肌腱的前部。它由位于大腿外侧、中间和内侧皮神经及隐神经的髌下支之间无数的交通支形成。

腓总神经(腘外侧神经)在胫神经外侧进入腘窝,在股二头肌腱内侧向远端

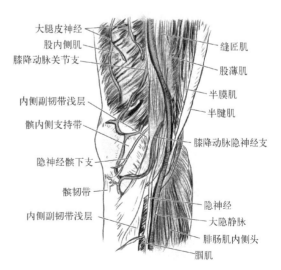

图 1-18　膝关节内侧面观

膝关节前后浅层神经血管结构

走行(图1-19)。腓总神经走行于股二头肌腱和腓肠肌腱外侧头之间,向远端走行于腓骨头后方(图1-20)。随后它绕腓骨颈外侧面走向浅层,通过一纤维性通道穿过腓骨长肌,分为腓浅神经(肌皮神经)和腓深神经(胫前神经),其皮支是腓肠神经交通支,它连接腓肠神经和小腿前外侧面上部皮肤的小分支。腓总神经的3个关节支:① 上关节支伴随膝上外侧动脉走行;② 下关节支伴随膝下外侧动脉走行;③ 关节返支由腓总神经分出,与胫前返动脉伴行,在膝关节前面入关节。

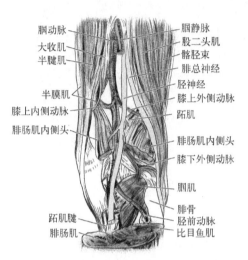
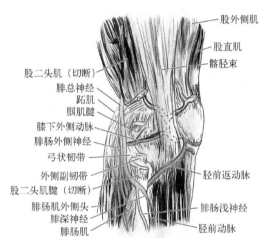

图1-19　腘窝的神经血管结构　　　图1-20　膝关节外侧的浅层神经血管结构

膝关节内发挥特殊功能如痛觉和本体感觉的神经结构存在争议。Kennedy等认为深部纤维结构如韧带和半月板很少包含神经纤维,但在关节囊和滑膜周围的结缔组织中都发现了痛觉和特异性机械性刺激感受器。关节囊牵拉导致疼痛,渗出液超过60 mL会导致股四头肌反射抑制。因含有许多机械性刺激感受器,关节囊也在本体感受器上发挥重要作用。

(二) 血管

在进入收肌腱裂孔之前,股动脉发出下行膝动脉。此血管依次发出隐血管支、关节支和深斜支。隐血管和隐神经一起向远端走行,经过缝匠肌、与膝下内侧动脉吻合,加入髌周血管网。深斜支沿股骨内面走行,发出股骨髁上支和侧副肌支。腘动脉从收肌管穿出,在股骨中下1/3进入腘窝(图1-21),在近端,腘动脉通过一个厚的脂肪垫和股骨分开,在股骨髁间窝水平,它直接与腘斜韧带接触。在远端,腘动脉向浅层走行至腘筋膜,止于腘筋膜下缘,分胫前动脉和胫后动脉。腘动脉发出无数肌支、5个关节支。膝中动脉起于腘动脉的前面,穿过后斜韧带,供应后关节囊和关节内结构,包括半月板后角(图1-22)。此动脉的韧带支横过滑膜,形成血管丛,覆盖前交叉韧带和后交叉韧带,穿过韧带和小血管吻合。交叉韧带也接受膝下内外侧动脉终末支血供。膝上内侧动脉和膝上外侧动脉起于腘动脉后面,既而绕过股骨下端正对股骨髁近端处。膝上外侧动脉进入股二头肌腱深处,与旋股外侧动脉降支吻合。膝上内侧动脉向前走行,位于半膜肌和半腱肌的深面,腓肠肌内侧头止点近端。在股骨髁以下水平从腘动脉双侧发出的是膝下内侧动脉和膝下外侧动脉。膝下外侧动脉向深处外侧副韧带走行,在腓骨头近端,向前外转向,加入前部血管吻合处。膝下动脉的分支在前部脂肪中形成复杂毛细血管网,给脂肪垫、滑膜腔和髌韧带提供丰富血运。所有膝上内侧动脉、膝上外侧动脉、膝下内侧动脉和膝下外侧动脉终末支也延伸至半月板,但 Arnoczky 和 Warren 报道其主要血运来自膝上外侧动脉和膝下外侧动脉。半月板只有周围 30% 接受血液供应,而不是整个半月板都接受均匀的血液供应(图 1-22),发生于周围血管带的半月板撕裂被认为最适合修复。

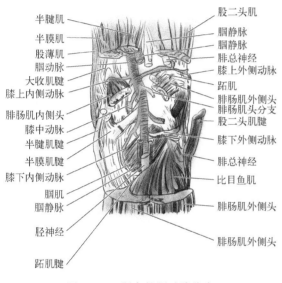

图 1-21　腘窝的腘动脉分支
动脉位于关节面间隙斜韧带上。更近端,它通过一层脂肪与股骨后部分开。股静脉位于股动脉和股神经之间

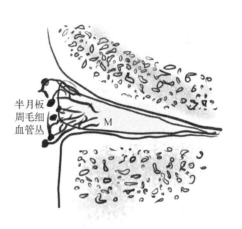

图 1-22　内侧半月板(M)边缘的示意图

膝前血管吻合是由膝上下内外侧动脉、膝降动脉分支、旋股外侧动脉降支及胫前返动脉组成。这样,血管吻合在股深动脉起点处将股动脉、腘动脉和胫前动脉连接起来(图 1-23)。据 Scapinelli 报道,血管吻合在膝关节前部围绕髌骨形成血管环,在髌骨下极有 9~12 根滋养血管从血管环发出,在髌骨前面的一系列小沟中向近端走行(图 1-24),这些血管在髌骨表面的中 2/3 穿入。另外,下极动脉和髌底动脉穿过髌尖和髌底血管孔进入髌骨。中部支持带是主要来自膝降动脉的血管吻合供应的。外侧支持带几乎主要由膝上外侧动脉和膝下外侧动脉形成的外侧血管吻合提供血运。

膝前皮肤由前部血管吻合的终末支提供血运。另外,提供股直肌血运的穿支也支配膝前皮肤。膝前部手术入路破坏了这部分终末支网络对不同部分的血液供应。健康

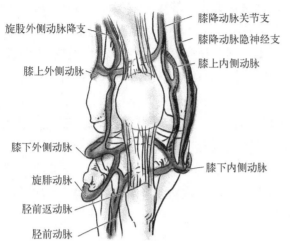

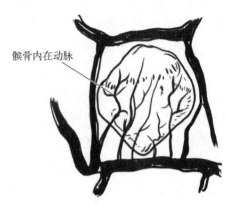

图 1-23　膝关节动脉循环和膝关节前部动脉吻合支　　图 1-24　膝关节髌骨周围血供

成年人膝前单一正中切口对切口愈合产生极小影响,但多次前部切口或缺血性疾病可能导致切口相关并发症或皮肤坏死。一般来说,如果已经存在多个纵向切口,既往横向切口可以被垂直切开,因为皮肤依靠穿支血管供应,所以皮肤的潜行剥离、隆起或皮下翼状物应减至最小。

　　腘静脉从腘动脉的外侧进入腘窝,交叉进入动脉浅层,在腘窝的下部位于内侧。在整个腘窝中,它位于股动脉和股神经之间。

四、膝关节的运动

　　膝关节由股骨内、外侧髁和胫骨内、外侧髁及髌骨构成,为人体最大且构造最复杂、损伤机会较多的关节,属于滑车关节。

　　关节囊较薄而松弛,附着于各骨关节软骨的周缘。关节囊的周围有韧带加固。前方为髌韧带,是股四头肌腱的延续(髌骨为该肌腱内的籽骨),从髌骨下端延伸至胫骨粗隆,在髌韧带的两侧,有髌内、外侧支持带,为股内侧肌和股外侧肌腱膜的下延,并与膝关节囊相交织;后方有腘斜韧带加强,由半膜肌腱的纤维部分编入关节囊所形成;内侧有胫侧副韧带,为扁带状,起自内收肌结节,向下放散交织于关节囊纤维层;外侧为外侧副韧带,是独立于关节囊外的圆形纤维束,起自股骨外上髁,止于腓骨小头。关节囊的滑膜层广阔,除关节软骨及半月板的表面无滑膜覆盖外,关节内所有的结构都覆着一层滑膜。在髌骨上缘,滑膜向上方呈囊状膨出 4 cm 左右,称为髌上囊。于髌下部的两侧,滑膜形成皱襞,突入关节腔内,皱襞内充以脂肪和血管,叫作翼状襞。两侧的翼状襞向上方逐渐合成一条带状的皱襞,称为髌下滑膜襞,伸至股骨髁间窝的前缘。

（一）辅助结构

1. 半月板

半月板由2个纤维软骨板构成,垫在胫骨内外侧髁关节面上,半月板外缘厚内缘薄。起到有加深关节窝,缓冲震动和保护膝关节的作用。

（1）内侧半月板　呈"C"形,前端窄后部宽,外缘中部与关节囊纤维层和胫侧副韧带相连(详见"膝关节的生理功能"中"内侧半月板")。

（2）外侧半月板　呈"O"形,外缘的后部与腘绳肌腱相连(详见"膝关节的生理功能"中"外侧半月板")。

2. 翼状襞

翼状襞在关节腔内,是位于髌骨下方两侧的含有脂肪的皱襞,填充关节腔。可增大关节稳固性,有缓冲震动的功能。

3. 髌上囊和髌下深囊

髌上囊和髌下深囊位于股四头肌腱与骨面之间,起到减少肌腱与骨面之间的相互摩擦。

4. 加固关节的韧带

（1）交叉韧带　位于关节腔内,分别附着于股骨内、外侧髁与胫骨髁间隆起,起到防止股骨和胫骨前后移位的作用。

（2）外侧副韧带　位于膝关节外侧稍后方,起于股骨外侧髁,止于腓骨小头,起到从外侧加固和限制膝关节过伸的作用。

（3）内侧副韧带　位于膝关节的内侧偏后方,起于股骨内侧髁,止于胫骨内侧髁,起到从内侧加固和限制膝关节过伸的作用。

（4）髌韧带　位于膝关节的前方,为股四头肌腱延续部分,起于髌骨,止于胫骨粗隆,起到从前方加固和限制膝关节过屈的作用。

（二）膝关节肌群

1. 膝关节屈肌群

（1）股二头肌长头　起于坐骨结节,以股二头肌腱止于腓骨小头,其由坐骨神经支配。功能为控制膝关节屈曲、外旋。

（2）股二头肌短头　起于股骨外侧唇,以股二头肌肌腱止于腓骨小头,其由坐骨神经支配。功能为控制膝关节屈曲、外旋。

（3）半膜肌　起于坐骨结节,止于胫骨内侧髁并延续为腘斜韧带附着于关节囊,其由坐骨神经支配。功能为控制膝关节屈曲、内旋,并能紧张膝关节囊。

（4）股薄肌　在大收肌的内侧,起于耻骨下支,止于胫骨粗隆内侧部,由闭孔神经支配。功能为控制膝关节屈曲、内旋。

2. 膝关节伸肌群

股四头肌有四头,分别称为股直肌、股外侧肌、股中间肌及股内侧肌。四头向下汇成四头肌腱附着于髌骨,往下借髌韧带止于胫骨粗隆,由股神经支配。

(1) 股直肌　起自髂前下棘和髋臼上缘,止于股骨粗隆。功能为控制膝关节伸展,屈髋。

(2) 股外侧肌　起自大转子和股骨外侧唇,止于股四头肌肌腱。功能为控制膝关节伸展。

(3) 股中间肌　起自股骨前面,止于股四头肌肌腱。功能为控制膝关节伸展。

(4) 股内侧肌　起自股骨内侧唇,止于股四头肌肌腱。功能为控制膝关节伸展。

(三) 膝关节的基本运动

膝关节的基本运动为屈曲和伸展。人体每超重 0.5 kg,膝关节就须多承受 6 倍的重量。例如,体重超重 5 kg,膝关节就得多负担 30 kg。

(四) 膝关节的运动特点

(1) 当膝关节完全伸展时,胫骨髁间隆起与股骨髁间窝嵌锁,侧副韧带紧张,除屈伸运动外,胫股关节不能完成其他运动。

(2) 当膝关节屈曲时,股骨内、外侧髁后部进入关节窝,嵌锁因素解除,侧副韧带松弛,胫股关节才能绕垂直轴作轻度的旋转运动。

(3) 膝关节运动时,半月板可发生位移,屈膝时半月板向后移,伸膝时向前移;小腿旋转时半月板随股骨髁位移,一侧滑向前,另一侧滑向后。当膝关节屈曲半月板后移时,股骨髁曲率较大的后部与半月板肥厚的外缘接触。若此时急剧伸膝,如踢球动作,半月板来不及退让,可发生挤压伤或半月板破裂。

(4) 膝关节位于人体两个最长的杠杆臂之间,在承受负荷和参与运动中易损伤,股骨和胫骨以宽大的内、外侧髁关节面增大关节的接触面积,可提高关节的稳固性和减少压强。

(5) 长期从事重体力劳动、剧烈弹跳运动的人,很容易损伤膝关节,滑膜炎、交叉韧带撕裂、半月板损伤、关节软骨损伤等较易发生。

第三节　膝骨关节病的发病机制

膝骨关节病常见的原发病因有外伤,如半月板损伤、关节软骨损伤、股骨髁骨折、胫骨平台骨折、髌骨骨折或脱位等。其次为膝内外翻畸形、髌骨软化症和各种慢性炎症都可以导致骨关节病。从中医理论角度来看,该病属肝肾亏损,筋骨失荣,夹杂风、寒、湿邪重着所致。病变初发于髌股关节或胫股关节,然后波及全关节。

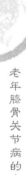

老年膝骨关节病的中西医结合治疗

一、膝骨关节病的西医病因和发病机制病因

(1) 年龄　随着年龄增加,肌肉功能减退,运动不协调,易致关节损伤;关节软骨中,硫酸软骨素等蛋白多糖和水分的下降使其弹性和韧性减小;关节的血流量减少,降解酶释放增加,细胞外基质破坏而致软骨退变。

(2) 遗传　原发骨关节病与遗传因素有一定关系,常与 $HLA-A1$、$HLA-B8$ 的增加有关。此外,遗传胶原缺陷引起的骨关节病,是一种变异胶原Ⅱ型的骨关节病,同时,遗传因素还包括先天性解剖结构异常、软骨与骨代谢异常等。

(3) 性别　女性在 35~55 岁,膝关节的骨关节病迅速增加。

(4) 职业　长期潮湿环境工作的矿工、重体力劳动的搬运工等易患膝骨关节病。人长期处于潮湿环境中,受湿邪影响易出现关节肿胀、僵硬;采用蹲或跪式姿势重体力劳动,膝关节容易反复受到冲击力和扭力受损。这些都将导致膝骨关节病的发生。

(5) 肥胖　肥胖和粗壮体型的人群中膝骨关节病的发病率高,大部分肥胖患者显示膝内翻畸形。

(6) 饮食　造成肥胖的高脂肪、高热量饮食;营养不均衡,摄入蛋白质、钙元素、胶原蛋白、异黄酮不足的饮食结构,均可加速膝骨关节病的进展。

(7) 机械与外伤因素　积累性微小损伤能产生软骨下骨的硬化改变,可以影响关节软骨对关节负重的抵抗能力,导致软骨的退行性变。单一的大撞击,反复的较小撞击和持久的压力都可导致膝骨关节病的发生。大部分患者是由于长期过度负重所致。一些突然的冲力负重看起来并不很大,如上下楼梯扭伤,常常是原发性骨关节炎的一个重要因素,关节扭伤,即便是很短的时间,却能传递给关节软骨过重的负荷,造成关节软骨损伤。

(8) 酶　通过软骨细胞生物学反应,发现了一氧化氮(NO)的介导作用,其在组织中的弥散并诱导产生白细胞介素1(IL-1)、肿瘤坏死因子(TNF)等细胞因子,促使软骨细胞产生金属蛋白酶,从而降解结缔组织中的大分子物质(胶原和蛋白聚糖),抑制软骨细胞合成胶原和蛋白聚糖,同时还降解对胶原和蛋白聚糖起连接作用的聚合素、修饰素、Ⅳ型和Ⅵ型胶原,基质被进一步破坏。

(9) 细胞因子与细胞生长因子　在膝骨关节病患者的膝关节滑膜和软骨细胞培养中发现 IL-1,TNF-α 和 TNF-β 的合成增加。IL-1 和 TNF-α 能增加胰岛素样生长因子(IGF)的合成,IGF 分为 IGF-1 及 IGF-2 两型,其能够调控软骨基质合成与代谢的平衡。

(10) 免疫学反应　膝骨关节病患者在体液和细胞的媒介之间,发生多种软骨抗原的免疫反应。

二、膝骨关节病的中医病因病机

"痹"指闭阻不通。风、寒、湿邪乘虚而入人体骨节,气血运行不畅,经络阻滞,瘀血痰浊阻于骨节、经脉,导致病发。骨关节痹证的发生同其他痹证一样,与机体正气的盛衰及气候条件、生活环境有密切的关系。

1. 体虚为本

由于患者禀赋虚弱,或年老、大病后、产后精气不足,腠理空疏,骨节失密,故外邪易于入侵;既病之后又无力驱邪外出,邪困骨节、经脉,而成骨关节痹证。因此,体虚是本病重要的内在因素。阳虚者,被邪所伤,多从寒化,证为风寒湿痹;阴虚者,阳气相对处于偏盛状态,被邪所伤,多从热化,证为风湿热痹。痹者,多以肾虚为主。

2. 外邪入侵

风、寒、湿等邪通常是引起本病的外在因素。体质虚弱者,固然易于遭受外邪入侵;也有平时体质尚好,但因久居严寒之地,又缺乏必要的防寒措施,或野外、雪天露宿,或居潮湿之地,或睡卧当风,或涉水冒寒、水中作业,或劳力、浴后、汗出入水、受风等。风、寒、湿邪杂合,闭阻骨节、经脉,而成骨关节痹证。

3. 瘀血痰浊

局部骨节因外力损伤,瘀血蓄积,或病久气血周流不畅而致血瘀痰凝。痰瘀互结,闭阻骨节、经脉,而成骨关节痹证。

由于人体是一个整体,故骨关节痹证患者尚可见皮肉筋脉及全身症状,甚则可以内舍脏腑。

三、膝骨关节病的病理变化

该病的主要病理变化是关节软骨受损、破坏和继发性骨质增生。如软骨从髌骨、股骨髁剥脱,则形成游离体。滑膜、关节囊和髌下脂肪垫可充血、增生、肥厚和纤维化。

1. 滑膜

膝骨关节病中,滑膜的改变不是原发病变,因而没有特异性。滑膜的病理改变可分为两种类型:一种是增殖型滑膜炎,其特点是关节液增多,大量的滑膜增殖,滑膜水肿,肉眼可见关节表面呈葡萄串珠样改变;另一种是纤维型滑膜炎,其特点是关节内无或仅有少量关节液,葡萄串珠样改变大部分消失,并被纤维组织所形成的条索状束带所代替,这是间质组织对滑膜炎症长期反应的结果。这两种类型的滑膜炎在显微镜下均可见到轻度到中度的炎症改变。

2. 关节软骨

正常的关节软骨为白色、透明,表面光滑细腻,边缘规则整齐。在膝骨关节病的早期,软骨表面变为浅黄色,失去光泽,透明性差。到了晚期,软骨表面粗糙不平,局限性软化灶,软骨碎裂、剥脱,至软骨下骨外露。关节镜检查显示软骨基质的原纤维性变,软骨细胞肿胀、崩解、增生。软骨细胞的正常排列发生改变,细胞集合成一种与表面相垂直的柱条,进而软骨变薄、碎裂。

3. 软骨下骨

软骨下骨变硬、骨质密度增加,骨小梁增粗呈象牙质变,同时软骨下骨可形成囊性改变。这种囊性改变有学者认为是软骨下骨之骨髓水肿,然后变成黏液、脂肪,由于对骨小梁的破骨吸收,使囊腔扩大,其周围由于成骨反应而形成硬化壁。也有学者认为软骨下骨的囊性改变是由于滑液通过损伤的软骨进入软骨下骨所致。在关节软骨的边缘韧带或肌腱附着处,由于血管的增生、内生软骨骨化刺激而形成骨赘,其表面覆盖一层透明软骨。骨赘若裂成碎片,可形成关节内游离体。

四、膝骨关节病的常见类型

(一) 膝骨关节炎

膝骨关节炎是一种慢性关节疾病,它的主要改变是关节软骨面的退行性变和继发性的骨质增生。主要表现是关节疼痛和活动不灵活,X线片示关节间隙变窄,软骨下骨骨质致密,骨小梁断裂,软骨下骨硬化和囊性改变,关节边缘有唇样增生。后期骨端变形,关节面凹凸不平。关节内软骨剥落,骨质碎裂进入关节,形成关节内游离体。膝骨关节炎又叫退行性关节炎,实际并非炎症,主要为退行性变,属于关节提前老化,特别是关节软骨的老化。临床上以中老年发病最常见,女性多于男性。病理特点为同灶性关节软骨的退行性变,软骨下骨骨质变密(硬化),关节边缘的骨赘形成和关节畸形。

(二) 膝关节滑膜炎

膝关节滑膜炎是指膝关节受到急性创伤或慢性劳损时,引起滑膜损伤或破裂,导致膝关节腔内积血或积液的一种非感染性炎症反应,可分为急性创伤性滑膜炎和慢性损伤性滑膜炎。急性创伤性滑膜炎多发生于爱运动的青年人;慢性损伤性滑膜炎多发于中老年人、身体肥胖者或膝关节过度负重的人。

(三) 髌骨软骨软化症

髌骨软骨软化症是髌骨软骨面因慢性损伤,软骨肿胀、龟裂、破碎、侵袭、脱落,最后与之相对的股骨髁软骨也发生相同病理改变,而形成髌股关节的骨关节病。

(四) 半月板损伤

半月板损伤是膝部最常见的损伤之一,多见于青壮年,男性多于女性。国外报道内、外侧半月板损伤之比为4～5:1;而国内报道与之相反,其比例为1:2.5。

五、膝骨关节病的病理分型

膝关节为全身最大、最复杂的关节。由两个弧形的股骨内、外侧髁和一个比较平坦的胫骨平台及前方的髌骨构成。膝关节的稳定性由骨、韧带和肌肉来维持。而膝骨关节病的发病机制根据膝骨关节病的不同类型而有差异,现根据其常见的类型分析。

(一)膝骨关节炎

膝骨关节炎是一种退行性骨关节疾病,是老年人常见关节病,其典型病理特征为关节软骨破坏、软骨下骨硬化及骨赘形成等,严重影响患者日常生活能力。多数患者疾病进展缓慢、迁延不愈,疼痛是常见的症状;可以继发于创伤性关节炎、畸形性关节炎等影响关节软骨或造成关节负重不平衡的其他骨关节疾病。

1. 病理机制

年龄、性别、创伤、遗传、肥胖等都是膝骨关节炎的相关危险因素,长期以来年龄及生物力学被认为是膝骨关节炎发病及发展的重要因素。

(1)生物力学　软骨组织容易损伤,多次小剂量的冲击或超过 25 MPa 的单次冲击均可导致关节软骨的不可逆性损伤。因此,增加机械运动和改变生物力学是膝骨关节炎发病及发展的重要因素。

(2)关节创伤和制动　关节内骨折等创伤常引起关节软骨损伤,而损伤后过度活动或关节固定超过 4 周时,均可导致软骨的退行性变。

(3)细胞因子　细胞因子是指能调节细胞生理功能、参与免疫应答、介导炎症反应等多种生物学效应的小分子糖蛋白或多肽。关节软骨细胞的凋亡和增殖及细胞外基质的降解和合成处于一种动态平衡,这种动态平衡是由多种细胞因子参与和完成的,包括分解代谢的细胞因子、抑制代谢的细胞因子、合成代谢的细胞因子。

(4)基质蛋白酶　目前膝骨关节炎关于基质蛋白酶的研究以丝氨酸蛋白酶和金属蛋白酶为主。其中属于丝氨酸蛋白酶家族成员的尿激酶型纤溶酶原激活物(urokinase-type plasminogen activator,uPA)在膝骨关节炎的发生发展中发挥着重要作用。

(5)免疫反应遗传、代谢或机械因素　引起软骨损伤导致释放一些特定软骨自身抗原,从而触发免疫反应的激活,T 细胞、B 细胞和巨噬细胞浸润关节组织。同时,各种细胞因子和趋化因子,如基质金属蛋白酶和前列腺素 E2(PGE2)的释放,进一步造成关节软骨的破坏。

2. 病理改变

(1)关节软骨　关节软骨由透明软骨(玻璃样软骨)构成,其再生能力在儿童时期较强,成年后其再生能力有限。为了保持软骨面的完整,必须使软骨磨损和软骨再生保持平衡。短期固定可使软骨面的厚度增加,长期固定则可能因软骨失去从滑液和软骨下血管中汲取营养的泵作用导致软骨面萎缩。放射性核素结合组织学的研究证明,表层软骨细胞磨损后无再生能力,深层软骨细胞则有再生和分泌黏多糖的能力。此种再生能力因人而异。

正常的关节软骨面呈白色,有光泽、滑润的外观,压之硬韧。该病初起时,局部软骨面变为浅蓝色、无光泽的粗糙面,压之较软。接着,软骨面沿水平方向碎裂,形成片状脱落,脱落的软骨碎片或游离在关节腔内,或与滑膜粘连而引起滑膜增生。软骨面碎裂如垂直方向发展,加上软骨基质消失,则使软骨面粗糙如绒毛,这种病理改变称为原纤维变性。表层的软骨面消失后,软骨下骨板则暴露在关节腔内。

(2) 骨质　　在表层软骨发生破损的同时,深层的钙化软骨和软骨下骨板也发生相应的改变。钙化软骨增厚,并有血管自软骨面周围和软骨下骨板向钙化软骨区侵入。在此入侵血管的周围有新骨形成,因而使软骨下骨板致密、增厚及边缘骨刺形成。骨刺的中心为骨松质,与骨端骨松质相连,骨刺外面被纤维组织或纤维软骨覆盖。有的骨刺沿肌腱、关节囊和韧带附着点生长。

软骨面全层消失后,裸露的软骨下骨板经磨光和骨质增生而呈象牙样外观。这种象牙样改变的骨面系由钙化软骨、新形成的致密骨、坏死的骨质和纤维软骨组成。关节面下方的骨髓也呈纤维样变性、水肿和充血。象牙样骨面常有较大裂孔,关节运动时所产生的压力波可通过该裂孔传导至骨端骨松质的髓腔内,使髓腔内的骨小梁因受压而萎缩吸收,因而在其中产生囊肿样改变。囊肿的内容物有时是关节积液,有时是纤维组织或纤维软骨组织。

(3) 滑膜　　在该病早期,滑膜并无明显改变。晚期可见滑膜增生,呈绒毛状,关节囊纤维化。关节内有时可见游离体,游离体有的在关节腔内(其营养来自关节液),有的有细茎与滑膜相连。游离体可能来自脱落的软骨碎片,也有可能由滑膜组织化生而来,其中心可能为骨松质,外面被软骨包围。

(二) 膝关节滑膜炎

由于膝关节滑膜覆盖广泛并位于肢体较表浅部位,故遭受损伤和感染的机会较多,膝关节滑膜炎主要是因膝关节扭伤和多种关节内损伤,而造成的一组综合征,如半月板损伤、滑膜损伤、交叉韧带或侧副韧带损伤、关节内损伤和脱位,膝骨关节炎继发膝关节慢性滑膜炎和关节游离体等,也可能因为感染,其中常见的是滑膜结核。

1. 病理机制

膝关节滑膜炎,在老年人中多继发于膝骨关节炎,主要是因软骨退变与骨质增生产生的机械性生物化学性刺激,继发膝关节滑膜水肿、渗出和积液等。青壮年人多因急性创生和慢性损伤所致。急性外伤包括膝关节扭伤、半月板损伤、侧副韧带或交叉韧带损伤,关节内积液或积血,表现为急性膝关节外伤性滑膜炎。有时也可因单纯膝关节滑膜损伤所致,如外伤较轻,或长期慢性膝关节劳损。加上风、寒、湿邪侵袭,可使膝关节逐渐出现肿胀和功能障碍,久之则形成慢性膝关节滑膜炎。

关节肿胀型主要是以过度运动后肿胀为主,疼痛轻重不一。非肿胀型以关节疼痛为主,常伴有轻度肿胀。研究证实,两种类型实质相同,仅因滑膜病理改变程度不同而异。研究者发现,当膝关节长时间单一动作超量运动之后,滑膜组织充血水肿,红细胞、白细胞及纤维素渗出与关节腔内压升高及氧分压下降呈正相关,且当渗出速度超过滑膜代偿性吸收速度时,关节产生积液,进而使关节腔内压继续升高,氧分压继续下降,久之滑膜退变、脂肪化生等慢性无菌炎症形成,因此,超量运动之后,创伤性滑膜炎的发生,不仅与关节面受到重复冲击,关节囊的损伤有关,而且超量运动在病程的发展及转归方面起着重要作用。

2. 病理改变

膝关节滑膜损伤后,滑膜呈现充血、水肿和中性粒细胞浸润。滑膜血管扩张,血浆和细胞外渗,产生大量渗出液,同时滑膜细胞活跃,产生大量黏液素。渗出液中含有红细胞、白细胞、胆红素、脂肪、黏液素和纤维素等。严重者关节积液呈血性,关节肿胀及活动受限。若不及时处理,晚期可发生滑膜肥厚、关节内粘连和软骨变性等。如果反复损伤,滑膜反应即可转为慢性,表现为淋巴细胞和浆细胞浸润。这些现象均为非特异性滑膜反应。严重损伤造成滑膜缺损时,其愈合较快,这是由于滑膜细胞可以再生和增生,同时,其他组织和细胞也可以分化为滑膜细胞。严重增生性膝骨关节炎,滑膜绒毛水肿、肥大、增厚,形成许多大小不等、形状各异的滑膜皱襞,滑膜下结缔组织组纤维增生,以及滑膜组织生物学的老化等,使滑膜组织再生与修复能力显著降低。

(三)髌骨软骨软化症

髌骨软骨软化症是膝关节常见病,好发于青壮年,在运动员和体育爱好者中尤其多见,女性发病率较男性高,其主要病理变化是软骨的退行性改变,包括软骨肿胀、碎裂、脱落,最后股骨髁的对应部位也发生同样病变,发展为髌股关节骨性关节炎,由于其病因尚不清楚,故临床治疗效果不佳。关于该病的病因讨论有很多,主要概括为以下几个方面。

1. 生物力学因素

(1)创伤学说　　在髌骨软骨软化症致病因素中,创伤学说渐趋公认,包括直接创伤、间接创伤及各种反复作用超过关节软骨生理范围的物理应力,导致关节软骨的"薄壳结构"和"拱形结构"破坏,软骨细胞失去保护而坏死,软骨基质合成减少,导致关节软骨进行性破坏,孔祥清等调查了 996 名体育系大学生髌骨软骨软化症患病率与运动创伤的关系,认为创伤是髌骨软骨软化症的重要病因。

(2)髌骨不稳定学说　　髌骨不稳定主要是指高位髌骨、低位髌骨、髌骨倾斜、髌骨半脱位或脱位。髌骨不稳定可造成髌骨关节面上压力增大,分布异常,引起软骨损伤。盛蕾等在研究运动员髌骨软骨软化症的 X 线片后认为髌骨软骨软化症患者髌骨软骨在慢性损伤的基础上,继发关节囊及关节周围肌肉改变,使关节面上生物力学平衡失调,出现不同程度的髌股关节对位、对线及运动轨迹异常,使髌股关节负荷加大,加重软骨损伤。

(3)髌股压力学说   近年来,随着髌股关节生物力学研究的进展,对髌股压力与髌骨软骨软化症的关系出现了不同认识。长期以来大多数学者都强调接触高压对髌骨软骨软化症的影响,但用压力学说难以解释临床上髌骨内侧关节面为髌骨软骨软化症高发区的现象。因此,有学者通过实验使家兔髌骨外侧支持带紧缩造成髌骨内侧应力降低,致使深层软骨细胞和周围基质变性。近年来髌股关节压力分布不均也受到重视,甚至有学者认为应力失衡是软骨退变的原因,纠正应力失衡状态,恢复关节面的均匀接触是治疗各种病理力学因素导致软骨退变的根本方法。

2. 生物化学因素

(1)自身免疫学说   关节软骨表面能阻止抗胶原抗体进入软骨深层组织而对其有保护作用,在关节软骨损伤患者的关节液中发现有抗Ⅱ型胶原的抗体,免疫荧光方法检查髌骨软骨软化症患者的病变标本,发现软骨组织损坏区域及残存的软骨细胞上有免疫球蛋白 IgG、IgA、IgM 和补体 C3 附着,由此推断在软骨损伤过程中有自体免疫反应参与。

(2)软骨营养障碍   各种致伤因素(特别是机械刺激)使滑液的分泌及其成分(如酶的活性、各种营养物质的含量、滑液的渗透压等)发生异常变化,影响髌骨软骨正常的营养和生理生化过程,促使软骨变性而发病。由于关节骺软骨复合体中骺软骨的生存力高度依赖于软骨血管的血流供应,故血供不足也是髌骨软骨软化症的病因之一。

(3)软骨溶解学说   关节滑膜受伤后渗透压改变,血浆中的酶进入滑液增多,活性增强,进而溶解软骨,我国学者亓建洪发现:① 髌骨软骨软化过程中,软骨细胞合成大量的胶原酶并释放到软骨基质中造成严重破坏;② 胶原酶含量与应力降低的髌骨内侧面软骨变性的严重程度呈正相关。因此,胶原酶在接触应力降低的髌骨内侧面软骨软化过程中起重要作用。目前,多数学者倾向于认为髌骨软骨软化症是多种因素综合作用的结果,各种因素致髌股关节压力改变是外因;自身免疫反应、软骨营养障碍是髌骨软骨软化症发生的内因。

(四)半月板损伤

半月板损伤是膝部最常见的损伤之一,多见于青壮年,男性多于女性。国外报道内、外侧半月板损伤之比为4～5∶1;而国内报道相反,其比例为1∶2.5。

该病为外伤性疾病,多由扭转外力引起,当一腿承重,小腿固定在半屈曲、外展位时,身体及股部猛然内旋,内侧半月板在股骨髁与胫骨之间,受到旋转压力后导致半月板撕裂,扭伤时膝关节屈曲程度愈大,撕裂部位愈靠后。外侧半月板损伤的机制相同,但作用力的方向相反,破裂的半月板若部分滑入关节之间,使关节活动发生机械障碍,妨碍关节伸屈活动,形成关节交锁。在严重创伤病例中,半月板、交叉韧带和侧副韧带可同时损伤,损伤部位可发生在半月板的前角、后角、中部或边缘部,损伤的形状可为横裂、纵裂、水平裂或不规则形裂,甚至破碎成关节内游离体。

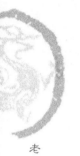

第二章 膝骨关节病的诊断

第一节　膝骨关节病的临床表现

一、病史

原发性患者多与遗传有关,好发于 50 岁以上的中老年女性。继发性患者常继发于创伤(半月板损伤,膝关节的骨折、脱位)、畸形(膝内、外翻)、疾病(炎性关节疾病、内分泌紊乱、缺血性坏死)等因素。

二、症状与体征

症状主要表现为关节主动活动时有摩擦感和疼痛,上下楼梯、上下斜坡、在早晨起床或从坐位站立时疼痛明显,稍微活动后症状可减轻,但活动过多,疼痛又会加重。挤压髌骨时,可有压痛和摩擦感,在屈伸膝关节时有明显摩擦感。有时肥厚的关节滑膜、破裂的半月板、游离体或髌下脂肪垫在关节活动时被卡于关节面之间,可产生关节交锁症状。急性期可出现股四头肌痉挛。后期股四头肌萎缩,关节活动明显受限,经常疼痛,边缘有唇样骨质增生,使关节边缘变形、增粗。最后可强直于半屈曲位。

(1)疼痛　　疼痛从轻微到严重,关节开始活动时疼痛,活动后减轻,负重和活动多时加重。但疼痛的严重程度与 X 线片改变无关。累及髌骨、股骨时,压迫髌内可引起疼痛。

(2)僵硬　　患者常自诉"坐一会儿后活动困难",但不似类风湿性关节,僵硬时间不是特别明显,且持续时间较短。

(3)肿胀　　滑膜充血、水肿、肥厚可使膝关节肿胀。

(4)活动受限　　关节囊纤维化、骨赘、关节面不平或游离体嵌入,可使关节活动范围减小。

(5)肌肉萎缩　　股四头肌常因膝关节疼痛、活动减少,发生失用性萎缩。

(6)畸形　　骨赘形成常使膝关节增粗,关节面不平整可引起膝内、外翻畸形。

三、膝骨关节炎的临床表现特点

原发性骨性关节炎的发病年龄多在 50 岁以上,女性稍多于男性。继发性骨性关节炎的发病平均年龄在 40 岁;除继发于多发关节畸形患者外,受累常为单个关节,以膝、腰椎、肘、髋、踝等关节最为常见。

最早的主诉是关节疼痛,成为持续性钝痛,或为活动时突然剧痛,后者常伴随着关节打软,有欲跌倒的滑落感。关节疼痛一般都有"活动多则加重,休息则减轻"的特点。受累关节常有关节胶着现象,即该关节在某一位置较长时间静止不动以后,开始活动时比较困难,且伴以疼痛;短时间活动以后,胶着现象才消失。因此,该病患者不宜在一个体位停留太久,有必要经常变化体位。但活动过多,同样会引起关节疼痛。

关节疼痛最初为阵发性,常以轻微扭伤、着凉或过度劳累为诱因。有些患者1～2年发作一次,每次发作历时较短,在间歇期内一般并无明显症状。随着病情发展,间歇期逐渐变短,发作时间逐渐延长,最后疼痛变为持续性。

位置表浅的关节可见骨性粗大,偶可触及滑膜肿胀,甚至可发现关节积液。关节功能常有轻度或中度限制,多因骨刺阻挡、关节囊挛缩所致。关节主动或被动活动时,常可触到或听到捻发样或碎裂样摩擦声。滑膜肿胀在早期也为阵发性,后期可变为持续性。关节活动一般在滑膜肿胀时受限较多,消肿后受限较少。晚期可见不同程度的挛缩畸形。

如上所述,在该病早期,关节疼痛、肿胀和功能受限都有间歇发作的特点,以后则逐渐变为持续性的,其发生机制为受累关节的软骨面凹凸不平、关节间隙狭窄、韧带松弛、关节不稳定,轻度外伤或扭转即可使关节发生扭转,引起关节内出血或滑膜渗液,此时则出现上述症状。数周后关节内血肿和渗出液吸收,滑膜肿胀消退,则上述症状消失。若再扭伤,则上述症状再度出现。最后,滑膜增生和关节肿胀变为持续性,上述症状也变为持续性。除关节扭伤外,骨刺刺激附近的滑囊而产生滑膜炎,滑膜绒毛受到捻挫,游离体被挤轧到相对关节面之间,或关节面发生暂时性嵌顿,都可产生和扭伤同样的后果。

患者一般没有明显的全身症状。

四、膝关节滑膜炎的临床表现特点

多数膝关节滑膜炎是在诸如外伤、受寒、劳损等各种膝关节损伤等情况下并发的,但也可以单独发病或继发于膝骨关节炎,后者多为老年人。青壮年患者多有急性膝关节外伤史,伤后膝关节开始发生轻度水肿、疼痛、活动受限及跛行,通常在伤后6～8小时出现滑膜反应性积液,膝关节明显肿胀、发热,不敢活动。体格检查发现膝关节活动度(rang of motion, ROM)受限,下蹲困难并伴有疼痛,关节周围可有局限性压疼点,浮髌试验阳性。慢性损伤性滑膜炎可能无明显外伤史,主要表现膝关节发软及活动受限,肿胀持续不退,不敢下蹲。活动增多时症状加重,休息后减轻。久病者,可触及膝关节囊肥厚感。对膝关节积液较多者或反复出现积液者,可做关节积液检查,其能反映出滑膜炎的性质及其严重性。

五、髌骨软骨软化症的临床表现特点

由膝部直接外伤引起髌骨软骨或骨软骨骨折,或因多次反复运动创伤,均可引起软骨退变性改变,软骨面粗糙、失去光泽,严重者软骨脱落、骨质暴露,其相对的股骨关节面也受到损伤,损伤部位多在髌骨中心。该病多发生于青壮年,且多有明显外伤史,或有慢性积累性损伤,主要临床表现特点是髌骨后疼痛,轻重不一,一般平地走路症状不明显,在下蹲起立、上下楼、上下坡,或走远路后疼痛加重。

六、半月板损伤的临床表现特点

半月板损伤的常见临床表现特点包括局限性疼痛,关节肿胀、弹响和交锁,股四头肌萎缩,打软腿,膝关节间隙或半月板部位有明显的压痛。

1. 压痛

常见为沿膝关节的内、外侧间隙或半月板周围有局限性压痛。

2. 半月板回旋挤压试验

患者仰卧位,检查者用一手抵住关节的内侧缘,控制内侧半月板,另一手握足,使膝关节完全屈曲,小腿外旋内翻,然后缓慢伸展膝关节,可听到或感觉到弹响或弹跳;再用手抵住关节的外侧缘,控制外侧半月板,小腿内旋、外翻,缓慢伸展膝关节,听到弹响或感觉弹跳,即为该试验阳性。

半月板回旋挤压试验产生的弹响或患者在检查时主诉的突然疼痛,常对半月板损伤的定位有一定意义:膝关节屈曲90°至完全屈曲之间弹响,多提示半月板后缘撕裂;当膝关节在较大的伸直位产生弹响提示半月板中部或前部撕裂。

3. 膝关节旋转提拉试验

患者俯卧位,屈膝90°,大腿前面固定于检查台上,上提足和小腿,做关节分离手法和旋转动作,旋转时拉紧的力量在韧带上,若韧带撕裂,试验时有显著的疼痛。此后,膝关节在同样位置,足和小腿向下压并旋转关节,缓慢屈曲和伸展,半月板损伤时,膝关节间隙可有明显的弹响和疼痛。

4. 半月板损伤的分类

半月板损伤的分类对诊断和手术治疗方法的选择等具有指导意义。

半月板损伤有许多不同的分类方法,较常见的是将其分为水平或纵形撕裂、桶柄样撕裂(半月板与外周缘分离但前后角未受累)、退变造成的复合撕裂等数种类型。

第二节 膝骨关节病的诊断要点

一、膝骨关节炎的诊断

一般根据患者的临床症状、体征及膝关节改变即可对膝骨关节炎做出正确诊断。下面将膝骨关节炎的国际诊断标准和美国风湿病学会 2001 年制定的膝骨关节炎诊断标准介绍如下。

(一)膝骨关节炎的国际诊断标准

1. 临床诊断标准

① 近 1 个月大多数时间有膝痛;② 有骨摩擦感;③ 晨僵<30 分钟;④ 年龄≥38 岁;⑤ 膝部检查示骨性肥大。

满足①②③④⑤或①②⑤或①④⑤者可诊断为膝骨关节炎。

2. 临床、实验室和放射学诊断标准

① 近 1 个月大多数时间内有膝痛;② X 线片示关节边缘有骨赘;③ 关节液检查符合骨关节炎;④ 年龄≥40 岁;⑤ 晨僵<30 分钟;⑥ 关节活动时有骨响声。

满足①②或①③⑤⑥或①④⑤⑥者可诊断为膝骨关节炎。

(二)美国风湿病学会 2001 年制定膝骨关节炎诊断标准

1. 膝关节疼痛患者有下列 7 项中的 3 项

① 年龄≥50 岁;② 晨僵<30 分钟;③ 关节活动时有骨响声;④ 膝部检查示骨性肥大;⑤ 有骨压痛;⑥ 无明显滑膜升温;⑦ 放射学检查有骨赘形成。

2. 膝关节疼痛患者有下列 9 项中的 5 项

① 年龄≥50 岁;② 晨僵<30 分钟;③ 关节活动时有骨响声;④ 膝部检查示骨性肥大;⑤ 有骨压痛;⑥ 无明显滑膜升温;⑦ 红细胞沉降率<40 mm/H;⑧ 类风湿因子(RF)<1:40;⑨ 滑膜渗液有骨关节炎征象。

(三)影像学分级参照 Kellgren-Lawrence 影像分级方法

(1) 0 级　　　正常。
(2) 1 级　　　可能有骨赘,关节间隙可疑变窄。
(3) 2 级　　　有明显骨赘,关节间隙可疑变窄。
(4) 3 级　　　中等量骨赘,关节间隙变窄较明确,软骨下骨质轻度硬化改变范围较小。

（5）4 级　　大量骨赘,可波及软骨面,关节间隙明显变窄,硬化改变极为明显,关节肥大及明显畸形。

（四）膝骨关节炎的临床分期与辨证分型

1. 临床分期

（1）发作期　　膝关节中度以上疼痛,或呈持续性疼痛,重者疼痛难以入眠;膝关节肿胀,功能受限,跛行甚至不能行走。

（2）缓解期　　膝关节轻度疼痛,劳累或天气变化时加重,或以酸胀、乏力为主,或伴膝关节活动受限。

2. 中医辨证分型参照《中医骨伤科常见病诊疗指南》

（1）气滞血瘀证

主症：关节疼痛如刺,休息后痛反甚。

次症：面色黧黑。

舌象与脉象：舌质紫暗,或有瘀斑,脉沉涩。

（2）寒湿痹阻证

主症：关节疼痛重着,遇冷加剧,得温则减。

次症：腰身重痛。

舌象与脉象：舌质淡,苔白腻,脉沉。

（3）肝肾亏虚证

主症：关节隐隐作痛。

次症：腰膝酸软无力,酸困疼痛,遇劳更甚。

舌象与脉象：舌质红,少苔,脉沉细无力。

（4）气血虚弱证

主症：关节酸痛不适。

次症：少寐多梦,自汗盗汗,头晕目眩,心悸气短,面上少华。

舌象与脉象：舌淡,苔薄白,脉细弱。

二、膝关节滑膜炎的诊断

急性膝关节滑膜炎有较明显的外伤史。症见膝关节肿胀、疼痛,常呈胀痛或隐痛,在伸直或屈曲时疼痛加重,可见跛行。膝部检查：膝关节活动受限,关节周围肤温增高,浮髌试验阳性;触之有波动感;穿刺可见血性关节液。

慢性膝关节滑膜炎有关节劳损和慢性疼痛史。症见膝关节肿胀,下蹲困难,步履增多,爬坡和上下楼梯疼痛均加重。膝部检查：关节周围肤温正常,浮髌试验阳性。病程较长则有股四头肌萎缩现象。关节穿刺可见淡黄色清亮关节液,表面无脂肪滴。

X线检查示膝关节结构无明显异常,部分可见骨质增生。

关节穿刺和关节液检查,对膝关节滑膜炎的诊断和鉴别诊断,均有重要参考价值。

滑膜病变及关节液渗出性变化程度与关节腔内压升高及氧分压下降呈正相关,因此,提高关节腔氧分压,降低关节腔内压,具有促进炎症吸收及滑膜修复的作用(图2-1,图2-2)。

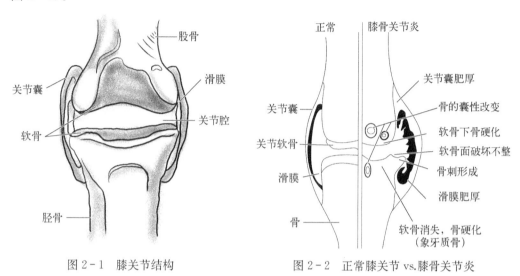

图2-1 膝关节结构　　　　　　　图2-2 正常膝关节 vs.膝骨关节炎

三、髌骨软骨软化症的诊断

1. 髌骨压磨试验

检查时使髌骨与其相对的股骨髁间关节面互相挤压研磨或上下左右滑动,有粗糙的摩擦感、摩擦声和疼痛不适感;或检查者一手用力将髌骨推向一侧,另一手拇指按压髌骨边缘后面可引起疼痛。

2. 单腿下蹲试验

患者单腿持重,逐渐下蹲到90°～135°时出现腿部疼痛、发软,蹲下后单腿不能起立。

3. X线检查

摄膝关节正位、侧位及髌骨切线位X线片,早期无异常,晚期可因软骨大部分磨损,髌骨与股骨髁间隙变窄,髌骨和股骨髁边缘可有骨质增生。

诊断髌骨软骨软化症的主要依据是髌骨后的疼痛,髌骨压磨试验和单腿下蹲试验引起髌骨后疼痛,应该注意检查有无合并半月板损伤和创伤性关节炎等。

四、半月板损伤的诊断

对半月板损伤的诊断,主要依据病史及临床检查,多数患者有外伤史,患侧关节间隙有固定性疼痛及压痛,结合各项检查综合分析,多数能做出准确诊断。对严重创伤患者,要注意检查有无合并侧副韧带和交叉韧带损伤。对晚期患者,要注意检查是否有继发创伤性关节炎。

关于该病的诊断主要可以归纳为以下几个要点。

（1）外伤史　　多数患者都有较确切的外伤史。

（2）疼痛　　半月板受伤时合并有滑膜损伤,因而疼痛较重,特别是在伤侧。

（3）关节肿胀　　由积血、积液造成。

（4）响声　　关节活动时伤侧可有清脆的响声。

（5）关节交锁　　关节交锁即关节在活动时突然被卡住,这是由于破碎的半月板卡在股骨髁与胫骨平台间而造成的。

（6）股四头肌萎缩　　一般出现在慢性患者中。

另外,一些辅助手段也可以很好地帮助诊断。

（1）X线检查　　摄片的目的不是为了诊断半月板损伤,而是排除骨软骨游离体、剥脱性骨软骨炎和可能类似于半月板损伤的其他膝关节紊乱。

（2）MRI检查　　MRI检查是迄今诊断半月板损伤、交叉韧带断裂等阳性敏感率和准确率最高的影像学检查手段,准确率达98％。半月板损伤的MRI表现为低信号的半月板内,有线状或复杂形状的高信号带贯穿半月板的表面。其他的影像学诊断方法如膝关节高分辨率超声、高分辨率CT等对膝关节内紊乱的诊断也有一定帮助。虽然关节造影术是分析膝关节疾病较有价值的辅助措施,但由于现代MRI检查等非侵入性和高准确性的检查手段,造影技术目前已较少应用。

（3）关节镜检查　　关节镜技术已被公认为最理想的半月板损伤的诊断与外科处理手段,但关节镜不应成为半月板损伤的常规检查手段。只有在临床得出半月板损伤的初步诊断之后,关节镜检查为证实诊断并同时进行关节镜手术处理时,才能显示其优越性。

第三节　膝骨关节病的鉴别诊断

一、骨关节结核

早期出现低热、盗汗等阴虚内热症状,患部可见脓肿,X线片可显示骨关节破坏。

二、风湿性关节炎

风湿性关节炎的典型临床表现为游走性的多关节炎,常呈对称性,关节局部可出现红、肿、热、痛,但不化脓,炎症消退,关节功能恢复,不遗留关节强直畸形,皮肤可有环形红斑和皮下结节。风湿性心脏病是其最严重的并发症。

三、类风湿关节炎

类风湿关节炎常为多关节发病,而且累及手足小关节,逐渐出现关节僵硬、肿胀、畸形,血清类风湿因子阳性。

第四节　膝骨关节病的辅助检查

一、实验室检查

膝骨关节病没有特异性的实验室检查。除全身性原发型关节炎及附加有创伤性滑膜炎者外,红细胞沉降率大多数在正常范围。为与其他类型关节炎相鉴别,可做关节液分析,白细胞计数常在 $1 \times 10^9/L$ 以下。

二、X 线检查

早期 X 线片可显示正常。随着病情发展,可在髌骨后上角或后下角有骨质增生,髌骨中部与股骨髁相对面软骨下骨质硬化。膝关节内侧或外侧间隙一部分区域狭窄。狭窄的关节面下有骨质硬化区,其下方可有囊肿形成。胫骨平台一侧或两侧可有骨赘形成,胫骨髁间隆起变尖。常用的为 Kellgren-Lawrence 分级方法。

三、MRI 检查

随着 MRI 检查技术的广泛应用,MRI 检查对膝骨关节病诊断的早期性、敏感性已得到公认。基于 MRI 检查来评价膝骨关节病的严重程度及预后已被大量应用。华东医院伤外科在临床实践中已常规运用定量 MRI 技术对膝骨关节病进行精确诊疗。现常用的评价方法主要有以下 3 种。

1. 全膝关节磁共振成像积分

该方法为 Peterfy 等在 2004 年提出的一种影像学半定量分析膝关节结构性病变的方法。全膝关节磁共振成像总积分为 332 分,平均积分 60 分。

有 15 个评分区,即关节软骨完整性,软骨下骨骨髓水肿,关节下囊肿,关节下骨磨损,边缘骨赘,内、外侧半月板完整性,侧副韧带及交叉韧带完整性,滑膜炎,滑膜渗液,关节内游离体,关节周围囊肿,滑囊炎。

2. 膝关节损伤和骨关节炎积分

膝关节损伤和骨关节炎积分评估膝骨关节炎进展应用较广泛,对疾病进展变化比较敏感,可重复性高,可用来监测治疗效果和膝关节病进展。膝关节损伤和骨关节炎积分包括 42 个项目 5 个分量表:疼痛、症状、日常活动能力、运动及娱乐、膝关节相关生活质量。

3. 波士顿利兹膝骨关节炎积分

波士顿利兹膝骨关节炎积分最先由 Hunter 等提出,和全膝关节磁共振成像积分一样将膝关节划分为 15 个区域,基于病变组织损伤程度进行评分,其中它对半月板异常信号及特殊撕裂类型进行了评估。此方法目前没有全膝关节磁共振成像积分和膝关节损伤和骨关节炎积分应用广泛。

第五节 膝骨关节病的中医诊断

辨证论治是中医诊治疾病的核心,但目前对膝骨关节病的中医诊断缺乏客观、统一的标准和规范,且其本身具有复杂性、多变性、隐匿性、模糊性的特征,因此,在证候量化、证候信息的挖掘与利用过程中存在了诸多困难。运用聚类分析的方法对膝骨关节病的中医证型进行划分,以期为膝骨关节病的中医辨证分型提供客观依据。

一、膝骨关节病的病因病机

膝骨关节病属于中医"痹证"的范畴,中医对膝骨关节病的病因病机有多家之说。古代及近现代大部分医家认为该病为本虚标实,内外相合而致病,《黄帝内经》指出骨痹的病位:"病在骨,骨重不可举,骨髓酸痛,寒气至,名曰骨痹。"《张氏医通》关于该病成因曰:"膝者,筋之府,屈伸不能,行则偻附,筋将惫矣。"《素问·宣明五气篇》曰:"五劳所伤,久立伤骨,久行伤筋。"筋骨劳损可以作为该病的病理基础,也是现代医学认为的软骨缺失的直接原因,为内因。《素问·痹论篇》曰:"风寒湿三气杂至,合而为痹也。"《灵枢·刺节真邪》曰:"虚邪之中人也,洒晰动形,起毫毛而发腠理,其入深,内搏于骨,则为骨痹。"可以看出,风、寒、湿邪侵袭筋骨,闭阻经络,气血凝滞为该病的诱发因素。中医认为"正气存内,邪不可干",疾病的发生是由于肾气虚衰导致。肝主筋,肾主骨,肝肾亏虚会导致筋骨退化并易受风、寒、湿邪的侵袭。该病病机为肝肾亏虚,风、寒、湿邪侵袭,痰瘀凝滞。故该病多从上述方面进行辨证分型。

二、膝骨关节病的中医分型研究

从中医理论来讲，"证候"是对患者疾病过程中某一阶段病理的概括，是通过望、闻、问、切四种诊断方法得到的一系列相关联症状的总称，也简称为证或者候；"证型"是在中医辨证理论指导下，将疾病过程中某一阶段表现的相对稳定的证候给予定型分类。通过对膝骨关节病临床症状统计和分析，对疾病进行辨证分型可以提高膝骨关节病诊治效果，促进中医治疗膝骨关节病的推广。

《膝骨关节炎中医诊疗专家共识（2015 年版）》将膝骨关节炎分为气滞血瘀、寒湿痹阻、肝肾亏虚、气血虚弱 4 个证型，给出了相关治疗方药，并指出分清病情进展的寒热虚实、脏腑归属、经脉联络、气血盈亏等，准确地揭示疾病的本质，方可根据辨证结果选择符合病情的方药。李兆福等将收集的 2 600 例膝骨关节炎患者的中医证候类型分为肝肾亏虚、寒湿痹阻和气血两虚 3 大主要证型。潘富伟等将 120 例膝骨关节炎患者的中医证型分为肝肾不足、筋脉瘀滞型，肝肾亏虚、痰瘀交阻型，脾肾两虚、湿注骨节型 3 大证型。何挺运用组间连接方法及统计量相关系数度量标准进行水平方向聚类，认为膝骨关节炎分为肝肾亏虚、气滞血瘀、风寒湿痹、痰湿困阻和脾胃虚弱五类最为适合临床应用。膝骨关节病的中医证型分布一直为中医专家研究的热点，但得出结果却不甚统一。华东医院伤外科搜集 120 例膝骨关节病患者，通过望、闻、问、切中医四诊，运用系统聚类组间连接的方法对中医四诊信息进行聚类，结果发现分为风湿热痹、肝肾亏虚、风寒湿痹、气滞血瘀 4 种证型最为适合临床应用。其中风湿热痹证 14 例，占 11.6%；肝肾亏虚证 23 例，占 19.2%；风寒湿痹证 27 例，占 22.5%；气滞血瘀证 56 例，占 46.7%。可见，4 类证型中以气滞血瘀型最为多见。这也与国家中医药管理局"十一五"重点专科协作组《膝痹病（膝关节骨性关节炎）诊疗方案》将膝痹分为风寒湿痹证、风湿热痹证、瘀血闭阻证、肝肾亏虚证的辨证分型不谋而合，为膝骨关节病的临床诊疗提供了一定的科学依据。

第三章 膝骨关节病的治疗

第一节 膝骨关节病的西医治疗

临床上,轻中度膝骨关节病患者以保守治疗为主,如减少负重、佩戴护膝、加强股四头肌锻炼、非甾体抗炎药(NSAIDs)应用、关节腔内注射透明质酸钠凝胶等。关节腔内注射透明质酸钠凝胶可起到润滑作用,并且有利于水及大分子物质的扩散,对关节软骨的代谢起着重要作用。其还可以清除细胞碎片,对神经细胞上的疼痛受体起屏蔽作用,缓解关节疼痛。理疗如高频透热疗法也具有很好的消炎镇痛、扩张血管、促进微循环、改善代谢等作用,可缓解膝关节骨髓腔淤血,降低髓内压,缓解疼痛,改善滑液酸化,防止软骨进一步退化。

膝骨关节病的治疗方法有很多种,其中手术治疗是一种重要的方法,近年来已逐渐发展为联合手术治疗膝骨关节病。手术指征为膝关节表现明显休息痛、行走痛、跛行,年龄45～70岁,膝内翻畸形,站立位 X 线正位片显示内侧胫股关节间隙变窄,胫股角>180°,膝关节屈伸活动度>95°,至少>75°,固定屈膝畸形不应>20°,活动能力强,术后能配合膝关节功能锻炼,保守治疗半年以上无效者。联合手术的方式一般可分为3 种类型:① 严重髌股关节炎者,采用膝关节腔清理,硬化骨切除,钻孔减压加胫骨结节前移术。② 退变性膝内翻合并严重髌股关节炎者,采用胫骨高位内侧楔形截骨加胫骨结节前移术加膝关节清理术(钻孔,硬化骨切除)。③ 单纯膝内翻畸形,采用胫骨高位外侧楔形截骨加胫骨结节前移术。

现根据膝骨关节病的好发疾病探讨其治疗方法。

一、膝骨关节炎

膝骨关节炎的治疗目的主要在于疾病教育、缓解疼痛、预防及延缓关节组织结构改变,恢复其正常功能。

(一) 非手术治疗

膝骨关节炎多由退行性变引起,一般患者预后良好。在解除患者思想顾虑的同时,应对患者进行必要的生活指导,使其注意控制饮食、减轻体重,注重补充维生素、矿物质(包括钙剂)、坚持适度的功能锻炼。另外,还要注意选用合适的鞋与鞋垫,以及拐杖与护膝。同时,在日常生活中注意自我保护,避免过劳、过累和着凉。含钙量丰富的食物,如牛奶、豆制品、海产品和绿色蔬菜等,可补充正常人体所需的钙,减少体钙丢失,特别是对预防妇女绝经期前后骨钙丢失有积极的作用。

1. 药物治疗

（1）NSAIDs　　目前 NSAIDs 仍是治疗膝骨关节炎疼痛的常用药物。长期服用对乙酰氨基酚的安全性明显高于其他传统的 NSAIDs，已被欧洲专家组推荐为口服镇痛药的首选，尤其适宜老年人使用，但须注意防止其对肝脏的损害作用。近年来，新开发的环氧化酶-2 特异性抑制剂如塞来昔布、依托考昔，其治疗效果与传统 NSAIDs 相当，而副作明显减少，也是较长时间用药的良好选择。

（2）镇痛药　　① 双醋瑞因：可与 NSAIDs 合用。据报道，该药可促进软骨修复。② 曲马多：属弱效阿片类镇痛药，不宜使用 NSAIDs 的患者可选择。③ 盐酸羟考酮：强效阿片类药物，属纯阿片受体激动剂，镇痛作用无封顶效应。

（3）硫酸氨基葡萄糖(glucosaminesulfate, GS)　　GS 是软骨细胞生物代谢所必需的生理物质，软骨细胞利用 GS 合成大分子黏多糖，构成软骨基质重要的组成部分，与Ⅱ型胶原纤维一起维持软骨的形态和功能。

（4）钙制剂和维生素 D　　可预防骨丢失和骨质疏松，延缓病情发展，提高患者的生活质量。较常用的有碳酸钙 D$_3$、阿法骨化醇、葡萄糖酸钙等。

（5）精神类药物　　可改善患者的抑郁和焦虑等精神改变，长期应用抗忧郁类药物不仅可缓解因慢性疼痛导致的忧郁状态，还可增加中枢神经的下行性疼痛抑制系统功能。常用的有盐酸阿米替林、盐酸多塞平、地西泮等。

2. 神经阻滞疗法

神经阻滞疗法是目前治疗膝骨关节炎的一种较好的方法，其治疗效果确切。同时对髋关节、踝关节源性膝痛症还具有鉴别诊断的意义。

（1）关节腔内注射　　向关节腔内注入局部麻醉药物，可以通过疼痛缓解的程度来判断引起疼痛的原因是关节腔内的，还是关节腔外的。将局部麻醉药、糖皮质激素混合液注入关节腔内。其药物配方为地塞米松加 0.5% 利多卡因或 0.25% 布比卡因的混合液共 5～10 mL。每周注射 1 次，3～5 次为 1 个疗程，一般 1 个疗程即可见效。但因糖皮质激素可增加局部感染的机会，故目前已不常用。目前国内外较公认的方法是将透明质酸钠凝胶直接注入关节腔内，常用剂量为 20 mg，每周 1 次，5 次为 1 个疗程。其作用机制可能与下列因素有关：① 抑制炎症介质(如细胞因子、PG)；② 刺激软骨基质和内源性透明质酸的生成；③ 抑制软骨降解；④ 直接保护感受伤害的神经末梢；⑤ 起到润滑和弹性作用，可缓解组织间的应力，保护关节软骨，促进关节软骨的愈合与再生。进行关节腔内注射时应严格无菌操作规程，避免出现关节腔感染。同时，操作要轻柔，以避免损伤关节软骨。

（2）局部痛点阻滞　　在有自觉痛或压痛的膝关节周围，肌腱、韧带附着处进行逐一阻滞，每点 2～3 mL。常用方法有：① 每点注射 0.25%～0.5% 利多卡因、维生素 B$_{12}$、当归液的混合液 2～3 mL；② 每点注射复方倍地米松、0.5%～1% 利多卡因、维生素 B$_{12}$ 混合液 2～3 mL。

（3）关节腔冲洗　　适用于关节腔内有积液的患者。经关节腔穿刺抽出关节积液后，用相当于体温的生理盐水 50 mL，反复快速注入和抽吸。每周 1 次，连续 2～5 次即可明显减轻疼痛症状。

3. 物理治疗

较常用的物理治疗方法有物理因子治疗、手法治疗、运动疗法等。肌肉协调运动和肌力增强可有效减轻关节疼痛症状。为增强关节周围的肌肉力量和耐力、保持和增强关节活动的范围、提高患者日常生活的能力，进行适当的体育锻炼是非常有益的。有氧操及股四头肌强化训练在缓解疼痛及功能改善方面有明显的效果。

（1）股四头肌强化训练　　患者取坐位，将小腿下垂，在踝关节处挂一个 2～3 kg 的重物，有意识地使股四头肌收缩，做膝关节屈伸运动。股四头肌收缩锻炼可以增加股四头肌的收缩力，促进膝关节周围血液循环，防止局部肌肉萎缩，减少骨钙的丢失。

（2）肌肉等长运动　　每日锻炼 4 次左右，可增强肌力。

若在运动中出现肢体疼痛或运动后疼痛持续 15 分钟以上，应适当减少锻炼的强度，患者逐渐适应后再增加运动强度。

（二）手术治疗

适用于长期经保守治疗无效、顽固性疼痛伴失能及 X 线片示膝关节严重破坏的患者。常见的手术方式有人工关节置换术、切骨术、关节镜清除游离体、自体软骨细胞种植术（autologous chondrocyte implantation，ACI）等。

二、膝关节滑膜炎

受各种病因（如骨质增生、关节炎、关节结核、风湿病、创伤性外伤、骨伤、关节内损伤、周围软组织损伤、手术等）刺激或直接刺激滑膜损伤产生炎症反应，而滑膜对炎症刺激的反应是分泌渗出液，产生疼痛。严格地讲，只要关节内有渗出液，就证明滑膜炎症存在，其主要表现为关节充血、肿胀、疼痛，渗出液增多，关节积液，活动、下蹲困难，功能受限。

关节滑膜是包绕在关节周围的一层膜性组织，它不仅是一层保护关节的组织，而且还会产生滑液，为关节的活动提供"润滑液"。滑液的产生和吸收是一个"动态平衡"，当出现对滑液的重吸收障碍时，由于滑液的产生和吸收动态平衡被打破，滑液的产生大于重吸收，便会出现关节积液，因此，治疗滑膜炎主要是调理微循环系统，只要微循环畅通了，积液也就消失了，炎症也就解除了，积液期间尽量不要劳累，减少抽液注射的频率，过多的抽液注射会刺激滑膜下结缔组织纤维增生，以及滑膜组织老化等，使滑膜组织再生与修复能力显著降低，再治疗就比较麻烦。

及时正规有效的治疗是关键，需要特别注意的是，如果治疗不规范、不彻底，病情逐

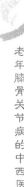
老年膝骨关节病的中西医结合治疗

渐转为慢性,致使滑膜肥厚,纤维钙化,关节粘连,功能受限。

早期应卧床休息,抬高患肢,可用弹力绷带加压包扎,并禁止负重。治疗期间可做股四头肌舒缩活动锻炼,后期应加强膝关节的屈伸锻炼,这对消除关节积液,防止股四头肌萎缩,预防滑膜炎反复发作,恢复膝关节伸屈功能,有着积极作用。

1. 药物治疗

(1) NSAIDs 治疗和镇痛治疗   参考本章"膝骨关节炎"中"药物治疗"相关内容。

(2) 外敷贴膏和乳胶剂治疗   吲哚美辛贴膏、吡罗昔康贴片、辣椒碱乳膏、双氯芬酸二乙胺乳胶剂等外敷或涂擦于患部皮肤,使药物透入患处,扩张血管,促进局部血液循环,改善周围组织营养,促使滑囊内液体吸收,使之重归产生和吸收动态平衡,起到消炎和止痛的作用,消除滑囊内滑膜炎症而达到痊愈的目的。

2. 穿刺疗法

关节积液较多、张力大时,可进行关节穿刺,将积液和积血完全抽净,并向关节腔注射透明质酸钠凝胶,它是关节滑液的主要成分。研究表明,关节炎中的各种病理改变与它的减少和理化性质改变有密切关系。注射透明质酸钠凝胶有以下作用:覆盖关节软骨表面,可以保护关节软骨,防止或延缓进一步退变;保护关节滑膜,清除致痛物质,有明显减轻疼痛的作用;改善关节的挛缩状态,增加关节的活动度;对退变关节的滑液有改善作用。

三、髌骨软骨软化症

(一) 非手术治疗

药物治疗请参考本章"膝骨关节炎"中"药物治疗"相关内容。

(二) 手术治疗

症状较重者应及时手术,根据髌骨的病变情况做适当处理。

1. 髌骨软骨切削术

(1) 软骨表浅切削   用锐刀切削退化软骨直至软骨正常部分。浅削后虽然软骨修复能力甚弱,但切去糜烂软骨后,经数月的塑形作用,使表面变为平滑,且覆以数层扁平细胞,使手术取得较满意效果。

(2) 软骨切削至骨质   若软骨损坏已达骨质,可切削全层软骨,修整创面边缘使成斜面,外露骨质不做处理。未达髓腔的全层软骨缺损,可得到缓慢的内源性再生,再生的软骨为透明软骨。

(3) 软骨切削至骨质及钻孔   切削病变的全层软骨,外露骨质用克氏针钻数个孔,造成骨床出血,深达髓腔的关节软骨全层缺损,可得到来自髓腔的间叶组织的外源性修复。

上述手术可通过关节镜完成,用刨刀切削软骨,也可行关节切开术在直视下完成手术。

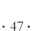

2. 髌骨成形术

切削去除病变的软骨后,骨质外露面积较大者(直径 2~3 cm),可用邻近的滑膜或切削一层脂肪垫翻转缝合,覆盖外露的骨面。

3. 髌骨切除术

若患者年龄较大,症状重,骨质外露面积大(直径>3 cm),相对的股骨髁软骨磨损也较严重,不能做髌骨成形术者,可考虑做髌骨切除术。随着人工关节技术的进步,这些手术方法已逐步被摈弃。

四、半月板损伤

(一) 非手术治疗

在半月板的周围血管供应区(红区)发生急性撕裂是非手术治疗的指征。对于急性损伤伴有慢性或反复出现的症状,以及既往有半月板损伤体征者,非手术治疗往往无效。在周围血管供应区内一个小的无移位或不完全撕裂,在损伤初期适当处理是能够愈合的。通过 MRI 检查或应用关节镜观察到周围血管供应区内小的、稳定的急性撕裂,大多数患者在石膏固定 3~6 周后能够愈合。慢性撕裂即使发生在周围血管供应区,不应用手术清创缝合也将导致撕裂不能愈合。桶柄样半月板撕裂引起的膝关节交锁不宜使用非手术治疗。这种撕裂是发生在半月板的无血管部位(白区),将不可能愈合,必须手术治疗。

临床上医生多数无法对半月板是在"红区"或"白区"的撕裂做出诊断,因此,即使是急性撕裂,保守治疗是否能获得愈合仍然是不可知的,但不应放弃愈合的机会。

非手术治疗的措施包括长腿石膏固定 4~8 周,允许患者用拐杖带石膏负重。在石膏固定中,进行股四头肌的等长训练,并在石膏去除后继续膝关节康复训练。如果经非手术治疗后症状复发,则说明半月板损伤未愈合。

非手术治疗最重要的是治疗过程中的康复训练,避免膝关节肌群的萎缩。

(二) 手术治疗

鉴于半月板在膝关节中的重要功能和半月板切除后对关节退变进程的显著影响,对半月板损伤的处理原则应该是尽可能地保留正常、稳定的半月板组织。因此,针对半月板损伤的类型,采用个体化的手术方案包括半月板缝合、半月板部分切除、半月板次全切除和半月板全切除。此外,近年来,半月板移植术也已经在临床开展,短期随访结果较满意。

为了尽量减少创伤,对半月板损伤进行有效的治疗,关节镜技术无疑是最好的选择。关节镜下可以完成半月板相关的所有术式。根据半月板损伤的位置和程度,可以在关节镜下对半月板进行缝合修补,部分切除成形,以及半月板全部切除等操作。

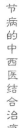

老年膝骨关节病的中西医结合治疗

第二节　膝骨关节病的中医治疗

一、中医辨证论治

（一）中医病名

膝骨关节病发作时属中医"痹证"范畴，后期肢体萎废不用，属中医"痿证"范畴。该病临床表现与中医古文献中"骨痹""骨痛""肢节痛""历节病""白虎历节风""鹤膝风""膝肿痛"等描述相似。《素问·痹论篇》："风寒湿三气杂至，合而为痹也……以冬遇此者为骨痹……骨痹不已，复感于邪，内舍于肾……痹在于骨则重。"《素问·长刺节论篇》曰："病在骨，骨重不可举，骨髓酸痛，寒气至，名曰骨痹。"《灵枢·百病始生》："六经不通，四肢则肢节痛，腰脊乃强。"《金匮要略》记载"中风历节病"的病理为"筋伤""骨痿"，临床主要表现为"历节疼，不可屈伸"，近似于膝骨关节病的病理和临床特点。《外台秘要》所载的"白虎病"的骨节疼痛具有"昼静而夜发，发即彻髓酸痛，乍歇，其病如虎之啮"的特点，类似于膝关节骨关节病的关节疼痛。《证治准绳》记载的"上下腿细，唯膝为大，形如鹤膝"的"鹤膝风"与膝骨关节病后期膝部肿大，股胫部肌肉萎缩的特点颇为相似。

1997年中华人民共和国国家标准《中医临床诊疗术语·疾病部分》，定义"因劳损或年高，膝失精血充养，经气不利所致，膝部长期固定疼痛，活动时关节内有声响"等为主要表现的肢体痹病类疾病为"膝痹"。

（二）病因病机

历代医家对膝骨关节病的病因病机的认识虽然各不相同，但总体属本虚标实。《灵枢·百病始生》云："风雨寒热不得虚，邪不能独伤人，卒然逢疾风暴雨而不病者，盖无虚，故邪不能独伤人，此必因虚邪之风，与其身形，两虚相得，乃客其形。"《张氏医通》曰："膝为筋之府，膝痛无有不因肝肾虚者，虚者风寒湿气袭之。"《临证指南医案·痹》记载："风寒湿三气合而为痹，然经年累月，外邪留著，气血皆伤，其化为败瘀凝痰，混处经络，盖有诸矣。倘失其治，多年气衰，延至废弃沉疴。"认为风、寒、湿三邪侵入病久则邪留经络，痰瘀互结，发为此病。《医林改错》中提出"痹有瘀血"的观点，认为瘀血是致痹的原因。

石印玉等认为该病是本痿标痹之证，临床表现痹痿并存，先痹后痿。贺宪等认为该病以肝脾肾亏虚为本，气滞血瘀痰凝、风寒湿邪侵袭、痹阻经络为标。刘小静等认为该病的主要内因是气血亏虚、营卫不和、肝肾亏虚，主要病机是经络气血瘀滞、痰瘀互结。丁琼浩等通过文献研究认为该病的病机侧重点在"虚""邪""痰""瘀"。施杞认为肝肾不足是膝骨关节病内在致病的关键因素,日久又会出现脾阳、脾气不足,气滞津停,痰湿内生,瘀血内留,痰湿瘀血留滞于筋骨关节,导致关节变形;或因筋脉失养后复感外邪或在外力的作用下而发病。

笔者认为,该病的发生是在人体肝脾肾虚损、气血亏虚的基础上,或外感六淫,或跌扑损伤,或内伤劳损,导致局部气滞血瘀、痰瘀互结、经脉痹阻而发病。

(三) 辨证分型

辨证论治是中医治疗膝骨关节病的特色,临床上以辨证分型为主,此外,还有分期辨证、经筋辨证等。

目前,临床膝骨关节病的辨证分型并不统一,《中医病证诊断疗效标准》将其分为肾虚髓亏证、阳虚寒凝证、瘀血阻滞证。国家中医药管理局"十一五"重点专科协作组《膝痹病(膝关节骨性关节炎)诊疗方案》将膝痹分为风寒湿痹证、风湿热痹证、瘀血闭阻证、肝肾亏虚证。《中药新药临床研究指导原则》将膝骨关节炎的证型分为 3 种:肝肾不足、筋脉瘀滞证;脾肾两虚、湿注骨节证;肝肾亏虚、痰瘀交阻证。国家中医药管理局医政司在 2010 年制定的《22 个专业 95 个病种中医诊疗方案》中将骨痹分为风寒湿证、湿热蕴结证、痰浊血瘀证、肝肾亏虚证四大基本证型。

郭跃等运用聚类分析对 217 例膝骨关节炎患者的临床证候进行分析,发现分 3 类为最佳,包括脾肾阳虚证、肝肾亏虚证、血瘀气滞证。向珍蛹等运用流行病学的方法对 442 例膝骨关节炎患者的中医证型分布进行分析,证型出现频率高低依次为寒湿阻滞证、肾阳虚证、肾气虚证、肾阴虚证、瘀阻脉络证、肝阴虚证。这些证型通过聚类分析可分为肾阳虚、寒湿阻滞证 210 例(占 75.5%),肾虚、肝阴虚、虚寒湿瘀滞证 153 例(占 34.6%),五脏虚、寒湿痰瘀气滞证 79 例(占 17.9%),认为肾阳虚、寒湿阻滞证是膝骨关节病基本的中医证型。

高玉花对 144 例女性膝骨关节炎患者的临床资料进行回顾性研究,将研究对象按绝经期为节点分为围绝经期前、围绝经期、围绝经期后,同时对资料中出现的证候进行聚类分析,可分为脾肾阳虚证、肝肾亏虚证、寒湿痹阻证、瘀血痹阻证 4 类。其中,围绝经期前女性患者以寒湿痹阻证为主(占 63.6%),围绝经期以肝肾亏虚证为主(占 36.4%),围绝经期后的瘀血痹阻证为主(占 46.1%)。何丽清等对 586 例年龄在 50~74 岁的女性膝骨关节炎患者进行前瞻性研究,分析中医体质与中医证型的关系,得出对于 50~74 岁的女性膝骨关节炎患者风寒湿痹证与阳虚质、气虚质、平和质显著相关;肾气亏虚证与阴虚质、气虚质、平和质显著相关;痰瘀互阻证与阳虚质、痰湿质、气虚质、血瘀质显著相关。

笔者在国家中医老年病重点专科建设中将膝痹病(膝关节骨关节病)列为优势病种开展临床治疗研究,经专家组不断观察梳理总结,最终将其辨证分型列为气滞血瘀证、寒湿痹阻证、湿热痹阻证、肝肾亏虚证 4 类,并在临床应用中取得很好效验。

老年膝骨关节病的中西医结合治疗

(四) 辨证论治

参照国家中医药管理局颁布的《膝痹病(膝关节骨关节病)中医诊疗方案》(2017年版)。

1. 气滞血瘀证

证候：关节疼痛如刺,休息后痛反甚。舌质紫暗,或有瘀斑,脉沉涩。

治法：行气活血。

推荐方药：血府逐瘀汤加减。药用当归、生地黄、桃仁、红花、枳壳、川芎、牛膝等。或具有同类功效的中成药。

中药熏洗技术：选用行气活血的中药或随症加减,将上述中药放入非金属的锅内加入水 3 L 进行煎煮,等到水沸腾后,再用文火煮 20 分钟,最后取所获得的汁液。当药汁温度在 75℃～85℃时,用此对膝关节后部进行熏蒸,当药液温度降到 45℃ 左右时,再用来外洗膝关节。

2. 寒湿痹阻证

证候：关节疼痛重着,遇冷加剧,得温则减。舌质淡,苔白腻,脉沉。

治法：散寒除湿。

推荐方药：蠲痹汤加减。药用附子、当归、黄芪、炙甘草、肉桂、羌活、防风等。或具有同类功效的中成药。

中药熏洗技术：选用散寒除湿中药或随症加减,方法同前。

3. 湿热痹阻证

证候：膝关节疼痛,焮红灼热,肿胀疼痛剧烈,得冷则舒,筋脉拘急,日轻夜重,多兼有发热,口渴,烦闷不安,舌质红,苔黄腻或黄燥,脉滑数。

治法：清热除湿。

推荐方药：四妙散加减。药用苍术、黄柏、川牛膝、薏苡仁、连翘、忍冬藤、防己、木瓜、苦参、秦艽、生地黄等。或具有同类功效的中成药。

中药熏洗技术：选用清热除湿中药或随症加减,方法同前。

4. 肝肾亏虚证

证候：关节隐隐作痛,腰膝酸软无力,酸困疼痛,遇劳更甚。舌质红,少苔,脉沉细无力。

治法：滋补肝肾。

推荐方药：左归丸加减。枸杞子、龟甲胶、鹿角胶、牛膝、山药、山茱萸、熟地黄、菟丝子等。或具有同类功效的中成药。

中药熏洗技术：选用滋补肝肾中药或随症加减,方法同前。

5. 气血虚弱证

证候：关节酸痛不适,少寐多梦,自汗盗汗,头晕目眩,心悸气短,面色少华。舌淡,苔薄白,脉细弱。

治法:补气养血。

推荐方药:八珍汤加减。药用党参、当归、茯苓、白术、川芎、白芍、熟地黄、甘草等,或具有同类功效的中成药。

中药熏洗技术:选用补气养血中药或随症加减,方法同前。

二、其他中医疗法

(一)敷药

1. 三色敷药(《中医伤科学讲义》)

组成:黄荆子(去衣炒黑)、紫荆皮(炒黑)、全当归、木瓜、丹参、羌活、赤芍、白芷、片姜黄、独活、甘草、秦艽、天花粉、怀牛膝、川芎、连翘、威灵仙、木防己、防风、马钱子。

功效:消肿止痛,祛风湿,利关节。

适应证:风寒湿痹型膝骨关节病。

制用法:共为细末,蜂蜜或饴糖调拌如厚糊状,敷于患处。

2. 消瘀止痛膏(王子平经验方)

组成:木瓜、栀子、大黄、蒲公英、土鳖虫、乳香、没药。

功效:活血祛瘀,消肿止痛。

适应证:膝骨关节病初期肿胀疼痛剧烈者。

制用法:共为细末,饴糖或凡士林调敷患处。

3. 三黄膏

组成:黄柏、黄芩、黄连、栀子等。

功效:清热解毒,消肿止痛。

适应证:膝骨关节病初起,红肿热痛。

制用法:共为细末,饴糖或凡士林调敷患处。

4. 儿茶膏

组成:儿茶、黄连、炒硼砂、赤石脂、制炉甘石、冰片、黄凡士林。

功效:清热消肿,凉血敛疮。

适应证:膝骨关节病局部红肿者。

制用法:共为细末,饴糖或凡士林调敷患处。

5. 温通蠲痹膏(华东医院院内制剂)

组成:生川乌、天南星、附子、青风藤、独活、木瓜、羌活、朱砂、雄黄、红花、丁香、干姜、乳香、没药、当归、肉桂、辛夷、川芎、透骨草、樟脑、黄凡士林。

功效:温经通络,活血止痛。

适应证:风寒湿痹型膝骨关节病,关节屈伸不利。

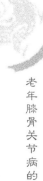
老年膝骨关节病的中西医结合治疗

制用法：共为细末,饴糖或凡士林调敷患处。

6. 金黄膏

组成：天花粉、大黄、片姜黄、黄柏、白芷、厚朴、苍术、陈皮、甘草、天南星。

功效：清热解毒,散结消肿止痛。

适应证：膝骨关节病局部红肿热痛者。

制用法：共为细末,饴糖或凡士林调敷患处。

7. 玉露膏

组成：木芙蓉叶。

功效：凉血退肿。

适应证：膝骨关节病局部红肿热痛等。

制用法：共为细末,饴糖或凡士林调敷患处。

(二) 膏药

劳损风湿膏(石筱山经验方)

组成：生川乌、生草乌、天南星、生半夏、当归、黄金子、紫荆皮、生地黄、苏木、桃仁、桂枝、僵蚕、青皮、甘松、木瓜、山奈、地龙、乳香、没药、羌活、独活、川芎、白芷、苍术、木鳖子、续断、栀子、土鳖虫、骨碎补、赤石脂、红花、牡丹皮、落得打、白芥子、细辛、麻油、黄铅粉等。

功效：活血化瘀,消肿散结,祛风散寒,通络止痛,舒筋健骨,通利关节。

适应证：风寒湿痹型膝骨关节病。

制用法：用麻油将药浸泡 7～10 天后以文火煎熬至色枯,去渣,再将油熬约 2 小时,滴水成珠,离火,将黄铅粉徐徐筛入搅匀,成膏收,摊用。

(三) 熏洗方

四肢洗方(龙华医院经验方)

组成：山奈、红花、当归尾、生川乌、海桐皮、独活、威灵仙、樟木、苏木、鸡血藤等。

功效：活血舒筋,温经通络。

适应证：膝骨关节病所致关节粘连、活动不利等症。

制用法：煎水熏洗,每日 2 次,每次 15～30 分钟。

(四) 热熨药

正骨烫药(龙华医院经验方)

组成：当归、羌活、红花、白芷、乳香、没药、骨碎补、防风、木瓜、花椒、透骨草、续断等。

功效：温通筋脉,祛风通络止痛。

适应证：风寒湿痹型膝骨关节病所致的酸痛、肿胀、活动不利等。

制用法：上药装入布袋后放在蒸笼内，蒸热后敷患处。

（五）手法

1. 整膝三步九法

患者保持仰卧位。

（1）第一步理筋平衡法

1）揉法：治疗者一手扶患肢，另一手拇指逐一揉按血海、内膝眼、外膝眼、阳陵泉、委中、阴陵泉行回旋揉按，每穴操作6遍。

2）弹拨法：将患者下肢轻度外旋，治疗者用拇指由下肢内侧三阴经筋自近端至远端弹拨，再将患者下肢轻度内旋，术者由外侧三阳经筋自远端向近端行弹拨法操作2遍。

3）拿法：略微抬高患者小腿，以拿法于小腿后方自足跟部向上拿小腿经筋2遍；放低患者小腿，再于大腿前方自髌骨向上拿捏大腿经筋2遍。

（2）第二步整骨平衡法

1）提膝：将患侧足部固定于床面，保持患肢屈膝45°，治疗者双手环抱胫骨近端向前牵拉胫骨近端3次。

2）松膝：治疗者一手扶患者腘窝，另一手握住患者踝关节，用力牵拉患肢踝关节3次。

3）扳膝：治疗者维持以上两手动作，适度用力将患膝伸屈各3次，再于屈膝45°位，适度用力将患者膝关节内外翻各3次。

以上动作以不引起患者关节剧烈疼痛为度。

（3）第三步通络平衡法

1）松膝：治疗者将患侧膝部快速屈膝屈髋3次，一手固定患者股骨髁，另一手将胫骨平台向前推拉3次。

2）抖法：保持前一体位，维持握持患者踝关节，以腘窝处的手进行快速松抖动作3秒。

3）捏耳：治疗者用示指远端指间关节及拇指指尖捻压对耳轮下脚上缘同水平的对耳轮上脚起始部。按压并揉捏30秒，以患者感觉疼痛但能忍受为度。捏耳同时应让患者配合行主动伸屈膝动作。

2. 朱氏一指禅

（1）患者取仰卧位，从大腿中部起始，降而至小腿中部用𢫦法。然后，用推法施于膝部周围之膝眼、阴陵泉、阳陵泉、鹤顶，再按足三里，最后以搓揉膝部结束。此为第一法。在进行手法的同时，配合膝关节屈伸及外展、内收等辅助活动。

（2）患者取俯卧位，从臀后面起始，降而至小腿中部用𢫦法，以腘窝周围作为重点治疗部位,在进行手法的同时,配合小腿向臀部屈曲的辅助活动。

(3) 患者取仰卧位,重复第一法,拿委中、承山,摇膝关节结束。

3. 华伤整膝五步法

(1) 理筋法　①患者取俯卧位,下肢伸直放松,治疗者以拿法、擦法分别施于大腿及小腿后侧约2分钟;以一指禅推法施于腘窝部约2分钟。②患者取仰卧位,治疗者一手持小腿远端,另一手施拿法于腘窝及小腿内外侧约2分钟,放松肌肉。

(2) 推髌法　患者取仰卧位,下肢呈半屈位,治疗者一手扶持患膝下部,另一手拇指、示指分别按住髌骨上、下缘纵向推髌骨20次;然后用拇指及其余4指分别把住髌骨内外缘横向推髌骨20次。

(3) 揉膝法　患者取仰卧位,下肢伸直放松。治疗者施拿法于大腿及小腿前内外侧约2分钟;然后用揉法施于膝关节及髌骨周围、内外侧副韧带、股四头肌腱处约3分钟,指力应循轻到重,使局部皮肤微微发热为宜。

(4) 拔伸法　治疗者双手握持小腿远端拔伸并持续3秒,力量以有膝关节牵开感为度,同时配合摇抖法松解患膝,反复3次。

(5) 屈伸法　治疗者屈伸膝关节至极限位(以患者能忍受为度),屈膝时配合膝关节内旋、外旋被动活动,伸膝时配合下肢纵向牵拉,反复3次。

4. 石氏伤科手法

①患者先取俯卧位,下肢伸直放松,踝关节下垫低枕,治疗者以拿法或擦法施于大腿后侧(腘绳肌)、小腿后侧约2分钟,推法、揉法或一指禅推法施于腘窝部2分钟;②患者取仰卧位,下肢伸直放松,膝关节下垫低枕,先以擦法施于患肢阔筋膜张肌、股四头肌、内收肌群约3分钟,然后摩法、揉法或一指禅推法施于内外膝眼、阿是穴,每穴约40秒;③移去垫枕,推髌骨,向上下内外各方向推动髌骨,先轻柔的推动数次,再将髌骨推至极限位,维持2～3秒,反复3次;④治疗者双手握持小腿远端,拔伸并持续2秒,力量以有膝关节牵开感为度,反复5次,然后以同法作持续牵引约30秒;⑤被动屈伸,收展髋关节,至极限位(以患者能忍受为度),反复3次;被动屈伸膝关节,至极限位(以患者能忍受为度),反复3次。患者每周接受治疗2次,疗程不少于4周。

5. 简易自我拿膝法

嘱患者取坐位,将患侧下肢伸直,自然放松下肢,同侧拇指与对应四指以拿法自大腿根部向远端提拿股四头肌直至双侧膝眼部位,如是反复多次,直至按摩部位温热。若按摩部位有明显压痛点,可于压痛部位行提拿手法,配合定点揉按手法。

(六) 针灸治疗

1. 急性期

(1) 体针疗法

主穴:内膝眼、外膝眼、鹤顶、阿是穴、梁丘、血海、尺泽。

操作：内外膝眼相互透刺，鹤顶采用向近端平刺，余穴皆直刺。尺泽为经验穴，应用时选取患膝对侧尺泽并寻找其周围压痛点或筋结明显处针刺。每次选4～5穴，针刺用泻法，得气后，采用疏密波电针。每日1次，10次为1个疗程。

（2）耳压疗法

耳穴：神门、膝、屏尖。

操作：采用手法进行按压，即以耳穴痛点为基点，按同时加揉。每次治疗时持续按揉15秒、休息5秒、重复3次。治疗后用王不留行或磁石耳贴贴于相应穴位上做按压治疗，并嘱咐患者1天按压3次（早、中、晚），每穴每次按压1分钟，耳贴可待其自然脱落后再补上。

2. 亚急性期

（1）体针疗法

主穴：内膝眼、外膝眼、鹤顶、梁丘、足三里、阴陵泉、太溪。

操作：内外膝眼相互透刺，余穴皆直刺。内膝眼、外膝眼、鹤顶三穴用平补平泻手法，梁丘、足三里、阴陵泉、太溪用补法。每次选4～5穴，进针得气后，可于内外膝眼、鹤顶、足三里、太溪处放置艾炷一段做温针灸法。每次灸三壮，可无须加纸垫板以增加疗效，但须密切观察以防烫伤。每日1次，10次为1个疗程。

（2）耳压疗法

耳穴：膝、皮质下、脾、肾。

操作：同急性期耳穴操作。

3. 慢性期

（1）体针疗法

主穴：内膝眼、外膝眼、鹤顶、血海、足三里、阳陵泉。

操作：内外膝眼相互透刺，余穴皆直刺。阳虚寒凝证针刺用补法，进针得气后，于内外膝眼、血海、足三里、膝阳关、关元处行温针灸。操作方法同亚急性期。阴虚湿热证则行平补平泻法。

（2）耳压疗法

耳穴：膝、内分泌、肝、脾、肾。

操作：同急性期耳穴操作。

4. 缓解间隙期

采用耳压疗法。

耳穴：膝、肝、脾、肾。

操作：同急性期耳穴操作。

（七）针刀治疗

针刀治疗认为膝骨关节病根本原因在于膝关节周围软组织的积累性损伤，导致膝关节动态平衡失调,使附着于胫股关节和髌股关节的韧带、肌肉、肌腱及局部脂肪垫、筋膜之间产生粘连、瘢痕和挛缩,从而破坏了膝关节内部的力学平衡,使正常负重力线发生变化,关节软骨面有效负重面积减少,单位面积内的骨小梁压力增高,引起骨质增生和微小骨折,进而引起骨质塌陷。当这种平衡失调超过人体自我修复时,即可引发临床表现。

1. 亚急性期

(1)膝关节前侧韧带松解　患者取仰卧位,膝关节屈曲90°,一般在髌上囊、侧副韧带、髌内外侧支持带、髌下滑囊等表浅部位,取局部阳性反应点,与韧带走行方向一致进针,在各阳性反应点松解治疗。

(2)膝关节后侧松解　患者取俯卧位,暴露腘窝。在腘横纹两端、腘肌、腘斜韧带的阳性反应点或肌紧张处定点。常规皮肤消毒后,选用直径0.6 mm针刀,使针刀垂直于皮肤,缓慢进针刀达关节囊或软组织病变处。调转刀锋90°,刀口线与关节面平行,切开关节囊,以松为度。出针刀,以消毒棉球压迫2~3分钟,以防止出血。最后敷医用敷贴。

2. 慢性期

患者取仰卧位,在髌上囊、髌骨两侧、髌骨下极定点。常规皮肤消毒后:① 沿髌骨左右两侧缘中点垂直进针刀,穿过皮肤后,进行切开剥离。然后倾斜针体,将筋膜和侧副韧带剥离。② 在髌骨上缘正中选一点,垂直进针刀,达骨面后将针体倾斜,和股骨干呈50°进行切开剥离,将髌骨上缘下面的粘连处全部松开,然后将针刀向相反方向倾斜,和髌骨面呈40°,刺入髌上囊下面,进行广泛的通透剥离。③ 针刀垂直刺入达髌韧带下,倾斜针体,和髌韧带平面约呈15°,将髌韧带和髌下脂肪垫疏剥开来。将针体向相反方向倾斜,将另一侧髌韧带和脂肪垫疏剥开来。④ 在髌骨下1/3处的两侧边缘各取一点,垂直进针刀达骨面,将针体向髌骨外倾斜,将翼状皱襞松解。

(八) 辨证施护

1. 气滞血瘀证

患者卧床休息,不宜下地行走,患肢软枕抬高,协助生活护理。观察膝关节肿胀、疼痛的变化。膝部予艾灸、热敷或推拿疗法,以达到活血通络止痛的目的。饮食宜用活血通络、温经壮阳之品,如参芪当归粥、乌鸡熟地汤。中药汤剂宜温服。

2. 寒湿痹阻证

患者卧床休息,患侧膝关节制动,软枕抬高,做好生活护理。注意保暖,尤其阴雨天气,戴护膝保护,病房温湿度适宜。观察膝关节肿胀、疼痛的变化。行膝关节穿刺抽液后,要加压包扎,减少患肢活动。予祛风散寒的中药外洗患处,加强热疗、热敷。饮食宜用祛风胜湿、温经通络之品,如姜蒜辣椒面条、防风葱白粥或牛膝独活煲猪胰等,趁热食用,以汗出为度。中药汤剂宜温服。

3. 湿热痹阻证

患者卧床休息，患侧膝关节制动，软枕抬高，做好生活护理。观察膝关节肿胀、疼痛的变化。予祛风除湿清热的中药外洗或外敷患处。饮食宜用祛风胜湿、清热之品，忌食生冷、辛辣、滋腻之品。中药汤剂宜温服。

4. 肝肾亏虚证

患者卧床休息，做好病情观察及安全防护措施，防止患者跌倒损伤。病房保持安静、舒适，避免噪声，保证患者得到充足的休息。关节、腰部酸痛按医嘱予理疗，如干扰电、频谱照射以缓解疼痛。头晕、耳鸣明显时，绝对卧床休息，保持情绪稳定，对症处理。饮食宜用补益气血、益肝肾之品，可用熟地黄、当归、黄芪煲鸡汤，杜仲、牛膝煲猪脚筋，桃仁粥等。中药汤剂宜温服。

第三节　中西医结合诊疗方案和临床路径

一、中西医结合治疗膝痹病(膝关节骨性关节炎)诊疗方案

推荐方案说明：本诊疗方案为华东医院、龙华医院、上海交通大学医学院附属瑞金医院、上海长征医院、苏州市中医医院的中医伤科、西医骨科专家通过多中心临床研究达成的共识。

(一) 诊断

1. 疾病诊断

参照中华医学会风湿病学分会《骨关节炎诊断及治疗指南(2010年版)》。

(1) 临床表现　　膝关节的疼痛及压痛、关节僵硬、关节肿大、骨摩擦音(感)、关节无力、活动障碍。

(2) 影像学检查　　① X线检查：骨关节病的X线特点表现为非对称性关节间隙变窄，软骨下骨硬化和囊性变，关节边缘骨质增生和骨赘形成，关节内游离体，关节变形及半脱位。② MRI检查：不常用，仅有助于发现关节相关组织的病变。③ B超检查：有助于检测关节少量渗出、滑膜增殖、骨赘、腘窝囊肿、炎症反应。

(3) 实验室检查　　血常规、蛋白电泳、免疫复合物及血清补体等指征一般在正常范围。有滑膜炎者可见C反应蛋白及红细胞沉降率轻度升高，类风湿因子及抗核抗体阴性。

(4) 具体诊断标准　　① 近1个月内反复膝关节疼痛；② X线片(站立或负重位)示关节间隙变窄、软骨下骨硬化和(或)囊性变、关节缘骨赘形成；③ 关节液(至少2次)

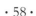

清亮、黏稠,白细胞＜2 000 个/mL;④ 中老年患者(≥40 岁);⑤ 晨僵≤30 分钟;⑥ 活动时有骨擦音(感)。

综合临床、实验室及 X 线检查,符合①②或①③⑤⑥或①④⑤⑥可诊断膝骨关节炎。

(5)膝骨关节炎疾病分级　　常用膝骨关节炎分级标准依据 X 线检查、关节镜检查及 MRI 检查。

1)X 线检查:Kellgren - Laerence 分级放射学诊断标准,骨性关节炎分为 5 级。

0 级:正常。

1 级:可能有骨赘,关节间隙可疑变窄。

2 级:有明显骨赘,关节间隙可疑变窄。

3 级:中等量骨赘,关节间隙变窄较明确,软骨下骨质轻度硬化改变,范围较小。

4 级:大量骨赘,可波及软骨面,关节间隙明显变窄,硬化改变极为明显,关节肥大及明显畸形。

2)MRI 检查:Yulish 的软骨退变 MRI 表现分为 4 级。

1 级:关节软骨内异常低信号,但关节表面光滑。

2 级:关节表面轻度不规则和(或)有关节软骨丢失,但小于关节软骨厚度的 50%。

3 级:关节表面软骨严重不规则,软骨丢失厚度达 50% 以上,但小于 100%。

4 级:关节软骨完全丢失,暴露软骨下骨。

3)关节镜下标准:Outerbridge 分级分为 4 度。

Ⅰ度:表面轻度的水泡(软化和肿胀)。

Ⅱ度:损伤直径＜1 cm 的毛糙和浅表溃疡、纤维化。

Ⅲ度:损伤直径＞1 cm 的深溃疡,无软骨下骨暴露。

Ⅳ度:全厚撕裂合并软骨下骨暴露。

由于关节镜检查诊断为有创性检查,实际临床操作可能存在一定困难,无法获得所有患者临床资料,因此,常结合 X 线及 MRI 表现将患者进行分组,分为早、中、晚期三组(因 MRI 检查敏感性高于 X 线检查,X 线片无明显表现时,关节软骨在 MRI 影像上已可发现明显破坏,所以可能出现假阳性,分型仍建议应以 X 线检查为准)。

2. 疾病分期

根据临床与放射学结合,可分为以下 3 期。

早期:膝关节肿痛,无明显畸形,关节间隙及周围压痛,髌骨研磨试验(＋),关节活动可。X 线表现为 0～1 级,MRI 表现为 1～2 级。

中期:膝关节肿痛较重,可合并轻度内翻、外翻或者屈膝畸形,关节活动部分受限,关节压痛,髌骨研磨试验(＋),关节不稳。X 线表现为 2～3 级,MRI 表现为 3～4 级。

晚期:膝关节肿痛严重,关节可合并严重内翻、外翻或者屈膝畸形,严重者行走需支具或不能行走,压痛,髌骨研磨试验(＋),ROM 明显减小,严重不稳。X 线表现为 4 级,MRI 表现为 4 级。

3. 证候诊断

（1）风寒湿痹证　关节酸楚疼痛,痛处固定,有如刀割或有明显重着感或患处表现肿胀感,关节活动欠灵活,畏风寒,得热则舒。舌质淡,苔白腻,脉紧或濡。

（2）风湿热痹证　起病较急,病变关节红肿、灼热、疼痛,甚至痛不可触,以得冷则舒为特征,可伴有全身发热,或皮肤红斑、硬结。舌质红,苔黄,脉滑数。

（3）瘀血闭阻证　肢体关节刺痛,痛处固定,局部有僵硬感,或麻木不仁。舌质紫暗,苔白而干涩。

（4）肝肾亏虚证　膝关节隐隐作痛,腰膝酸软无力,酸困疼痛,遇劳更甚。舌质红、少苔,脉沉细无力。

（二）治疗方案

1. 基础治疗(所有受试者均可依病情选择)

（1）一般疗法　避免受累关节再损伤。症状严重时休息,患肢抬高和制动以减轻疼痛和防止关节畸形。根据病情需要选择矫形鞋垫。

（2）运动疗法　以轻微的肌肉活动为主。当患者关节发炎、肿胀时,为了避免关节挛缩,可以尝试主动辅助性运动。由于患者运动时可以控制自己的关节,不易引起肌肉痉挛,对关节伤害较小。应鼓励患者在白天每隔1小时进行2~3分钟的肌肉等长运动,以防止肌肉萎缩。这种辅助运动练习可减少发生拉伤的可能,促进了在被动活动时不能被激发的本体感受反射。治疗者及医生必须仔细观察患者的耐受性,控制活动量。若在运动后疼痛和痉挛时间超过1小时,就意味着运动过度,下次治疗时必须减少运动强度。

1）肌力训练：① 踝关节主动屈伸锻炼(踝泵),踝关节用力、缓慢、全范围的跖屈、背伸活动,可促进血液循环,消除肿胀。每日2次,每次1~2组,每组20个。② 肌肉等长运动,股四头肌等长收缩、腘绳肌等长收缩练习等长肌力训练是一种静力性肌肉收缩训练,可以减轻关节周围肌肉的抑制,提高肌力,具有防止肌肉萎缩、消除肿胀、刺激肌肉肌腱本体感受器的作用。训练时不需要关节活动,因此,比较适合老年、关节肌力较弱和关节活动过程中有明显疼痛的患者,不需特殊仪器,在家中或床上即可进行。如仰卧位的SLR训练,不仅增强股四头肌的肌力,而且还增加股二头肌、髋关节内旋及外旋的肌肉力量,增强膝关节的稳定性。60°等长训练法：患者仰卧位,将患肢放于脚凳上,屈膝于20°~60°之间做主动等长运动10次为1组,做5~10分钟。SLR法：患者仰卧位,膝关节伸直,踝关节部施加负荷(重锤、沙袋、米袋等均可),嘱患者直腿抬高患肢,使与床面呈10°~15°(约离开床面15 cm),并要求保持该肢位5秒,然后腿放下,让股四头肌充分松弛,然后再按上述要求直接抬高,反复练习。训练开始时,先测出患膝伸直位的最大负荷量,即患肢直腿抬高10°~15°,并能维持5秒钟的最大负荷量,然后取其1/3作为日常训练负荷量。每天早晚各练1次,每次20回。达不到20回的患者,可嘱其在不引起疼痛的前提下尽力而为,逐渐增加,争取每次完成20回。

2）ROM 训练：仰卧位闭链屈膝锻炼，要求患者屈膝过程中足跟不离开床面，在床面上活动，称为"闭链"，也可以采用足沿墙壁下滑锻炼来代替；或可以坐在椅子上，健侧足辅助患侧进行屈膝锻炼。每日锻炼 4 次，每次约 1 小时。

2. 辨证选择口服中药汤剂

（1）寒湿痹证

治法：祛风散寒，除湿止痛。

方药：芪防膝痹方合羌活胜湿汤加减。

（2）湿热痹证

治法：清热疏风，除湿止痛。

方药：芪防膝痹方合四妙丸加减。

（3）瘀血痹阻证

治法：活血化瘀，舒筋止痛。

方药：芪防膝痹方合身痛逐瘀汤加减。

（4）肝肾亏虚证

治法：滋补肝肾，强壮筋骨。

方药：芪防膝痹方合独活寄生汤加减。

3. 辨证选择中成药

（1）风寒湿痹证　　复方夏天无片或痹祺胶囊。

（2）风湿热痹证　　新癀片加四妙丸。

（3）瘀血闭阻证　　新癀片加血府逐瘀胶囊。

（4）肝肾亏虚证　　健步丸（或肾气丸、骨康胶囊）。

4. 辨证选择中药外治

（1）中药敷贴

1）儿茶膏

功效：清热解毒，消肿止痛。

主治：膝骨关节滑膜炎，局部红肿，风湿热痹证等。

2）消瘀止痛膏

功效：活血祛瘀，消肿止痛。

主治：膝骨关节炎初期肿胀疼痛剧烈者和瘀血闭阻证。

3）温通蠲痹膏

功效：温经通络，活血止痛。

主治：风寒湿痹型膝骨关节病，关节屈伸不利。

（2）中药热熨疗法——外洗方（华伤膝 1 号方）

方药：海桐皮、透骨草、威灵仙、伸筋草、羌活、独活、白芷等。

功效：温经通络，消肿止痛。

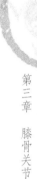

主治：膝骨关节病及风湿痹痛证等。

用法：将中药放入 15 cm×20 cm 大小的布袋中隔水加热蒸 20～30 分钟,然后将药袋熨疗患膝,以不烫伤皮肤为度。在膝关节处盖上塑料纸毛巾以保温,热熨 15～20 分钟(注意防止烫伤)。

5. 手法治疗——华伤整膝五步法

(1) 理筋法　①患者取俯卧位,下肢伸直放松。治疗者以拿法、搓法分别施于大腿及小腿后侧约 2 分钟;以一指禅推法施于腘窝部约 2 分钟。②患者取仰卧位。治疗者一手持小腿远端,以另一手施拿法于腘窝及小腿内、外侧约 2 分钟,放松整个下肢肌肉。

(2) 推髌法　患者取仰卧位,下肢呈半屈位。治疗者一手扶持患膝下部,用另一手拇指、示指分别按住髌骨上、下缘纵向推髌骨 20 次;然后用拇指及其余 4 指分别把住髌骨内外缘横向推髌骨 20 次。

(3) 揉膝法　患者取仰卧位,下肢伸直放松。治疗者施拿法于大腿及小腿前内外侧约 2 分钟;然后用揉法施于膝关节及髌骨周围、内外侧副韧带、股四头肌腱处约 3 分钟,指力应循轻到重,使局部皮肤微微发热为宜。

(4) 拔伸法　治疗者双手握持小腿远端拔伸并持续 3 秒,力量以有膝关节牵开感为度,同时配合摇抖法松解患膝,反复 3 次。

(5) 屈伸法　治疗者屈伸膝关节至极限位(以患者能忍受为度),屈膝时配合膝关节内旋、外旋被动活动,伸膝时配合下肢纵向牵拉,反复 3 次。

6. 针灸治疗

局部取穴：阳陵泉、阴陵泉、足三里、犊鼻、内膝眼。

远道取穴：昆仑、悬钟、三阴交、太溪。

体位：坐位或仰卧位,膝关节屈曲 90°。

方法：进针前穴位皮肤碘酒消毒,再用 75% 乙醇脱碘消毒;采用指切或夹持进针法,垂直于皮肤进针,针刺深度按部位不同在 10～25 mm 范围,捻转得气(局部酸、胀、重、麻感)后留针,留针 20 分钟后起针,起针后以消毒棉球轻压针孔约 3 分钟。每次 20 分钟,每周治疗 2 次。

注意事项：明显关节肿胀者只以远道取穴方式治疗。

雷火灸、电针、穴位注射等特色针灸疗法亦可选择使用。

7. 西医治疗

参考 2013 美国骨科医师协会(American Academy of Orthopaedic Surgeons, AAOS)《膝关节骨关节炎循证医学指南(第二版)》、中华医学会风湿病学分会《骨关节炎诊断及治疗指南(2010 年版)》。

(1) 非药物治疗　包括患者教育、运动及生活指导、物理治疗。

(2) 药物治疗　①口服：NSAIDs、麻醉类镇痛药。②注射：关节腔注射糖皮质激素、透明质酸钠凝胶,肌内注射 NSAIDs。③外用膏剂：NSAIDs 制剂、辣椒碱。

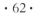

老年膝骨关节病的中西医结合治疗

④ 骨关节炎疾病改善药物及软骨保护剂：氨基葡萄糖、硫酸软骨素、双醋瑞因、多西环素、双膦酸盐、维生素 A、维生素 C、维生素 E、维生素 D。

8. 理疗

（1）特定电磁波治疗仪　　治疗时，裸露治疗部位，调整治疗头与照射部位距离，照射距离一般为 25～35 cm，以患处或照射部位感觉适宜为宜，治疗时间每次 20～40 分钟，每日 1～2 次。

（2）中医定向透药治疗仪　　将中药贴片分别贴在膝关节两侧的内、外膝眼处进行治疗，治疗时间为每次 20 分钟，每日 1 次。

9. 膝关节镜

如患者存在关节交锁、滑膜增生严重关节肿胀，可进行关节镜清理术，清除关节内软骨碎片和增生肿胀的滑膜，修整退变破裂的半月板，生理盐水冲洗、清除坏死组织及炎症介质。

（1）最佳适应证　　X 线表现在 0～2 级之间改变，且患膝关节出现疼痛、肿胀、积液、功能障碍。早期膝骨关节病伴卡压感或交锁者，经休息、理疗及药物治疗 3～6 个月效不佳者。

（2）相对适应证　　X 线表现 2～3 级改变，有上述症状多年，病情反复，拒绝施行其他外科治疗者。

10. 手术治疗

如果患者明确诊断且已出现严重疼痛和关节功能障碍，经规范保守治疗效果不佳者，建议手术治疗。若患者仅为单间室关节炎，可进行单髁置换、髌股关节置换或者胫骨高位截骨术，若关节炎涉及多间室，可进行人工关节置换术。

手术方法包括胫骨高位截骨术、关节清理术、关节融合固定术及人工关节置换术。

人工关节置换术可明显缓解关节疼痛，并提高患者生活质量，目前认为其主要适应证为关节疼痛、ROM 严重受限、关节功能障碍，以及 X 线显示严重关节间隙狭窄甚至消失的患者。

11. 围手术期中医辨证治疗

（1）术前根据患者辨证分型，使用协定方加减。

（2）术后方组成为制黄芪 18 g，苍术 12 g，白术 12 g，赤芍 12 g，白芍 12 g，炒防风 12 g，茯苓 12 g，金银花 15 g，蒲公英 30 g，白花蛇舌草 15 g，全当归 9 g，党参 15 g，丹参 15 g，泽泻 9 g，七叶一枝花 15 g。具有益气固表、清热解毒的功效，主治膝痹病术后。

12. 功能训练治疗

（1）双下肢抬起离开床面，交替屈曲、伸直，如同踩自行车，反复 30 次。俯卧于床上，双小腿交替后屈，足跟尽量贴近臀部，反复 30 次。

（2）患者坐在床边，双膝置于床，然后尽量伸直膝关节，保持伸直位，有酸胀感时，缓缓屈曲膝关节，反复 30 次。

13. 膝痹病中西医结合治疗方案三期临床应用

（1）早期　　膝关节疼痛初起，X线无明显异常或轻度退变。治疗可选择：① 中医辨证选择口服中药汤剂治疗；② 中药外治（膏药或熨疗）；③ 药物治疗（NSAIDs 和软骨保护剂）；④ 功能训练治疗。

（2）中期　　膝关节疼痛反复发作，伴乏力腿软等，下肢力线正常，X 线、MRI 显示骨赘增生、关节内游离体、韧带退变损伤、半月板损伤等。治疗可选择：① 辨证选择口服中药汤剂；② 针灸治疗；③ 手法治疗；④ 辨证选择中药外治（膏药和熨疗）。以上四法综合运用并配合 NSAIDs 和软骨保护剂（口服或注射）。若符合关节镜手术指征，则配合关节镜手术治疗。

（3）晚期　　膝关节疼痛反复发作，关节功能障碍，关节畸形明显，下肢力线异常，X 线、MRI 检查显示骨质增生严重，关节软骨剥脱严重，半月板变性严重。治疗可选择：① 辨证选择口服中药汤剂；② 辨证选择中药外治（膏药和熨疗）［以上二法综合运用并配合 NSAIDs 和软骨保护剂（口服或注射）］；③ 人工关节置换术；④ 围手术期中医辨证治疗；⑤ 术后功能训练治疗。

14. 膝痹病中西医结合治疗方案实施难点

（1）晚期膝痹病由于关节面破坏明显，采用单纯中医药的治疗方法往往效果不佳，并且反复发作，因此，了解膝痹病的发病机制，寻找有效治疗方法，提高中医药治疗水平是目前工作的难点和重点。

（2）对于关节破坏严重，确实需要进行人工关节置换术的患者，充分利用中医药优势，在围手术期针对性应用中医药预防人工关节置换术围手术期并发症，如术后感染、术后深静脉血栓、假体松动、术后异位骨化等，缓解术后疼痛、增加患者膝关节活动范围及延长假体寿命均是工作的难点。

（3）患者软骨一旦开始损伤，其破坏速度比自身修复速度快，而且导致关节软骨细胞损伤的病因病机十分复杂，因此，目前尚无有效的方法来阻止关节软骨的进行性破坏，采用中医药的方法有效预防膝痹病的发生、发展是工作的难点和以后努力的方向。

15. 解决措施

（1）针对膝骨关节病主要的特点，其主要表现是关节疼痛、肿胀，因此，中医药治疗的要点应放在消肿、止痛方面，笔者将以前单纯中药外洗或熏洗的方法，优化后加入中药辨证论治，必要时配合封闭，主要是缩短时间，提高短期疗效，而中医辨证论治能巩固疗效，提高远期疗效。对于疼痛的治疗，针灸有明显的优势，因此，在后期的优化方案中笔者结合针灸配合治疗，在缓解患者疼痛方面得到明显的提高。临床过程中思路不断被优化，治疗方案不断被改进，逐渐提高疗效，对目前尚不能有效控制和缓解的病例，采用综合方法进行治疗，通过不断提高疗效，尤其是对轻、中度患者，力争达到减轻或消除疼痛的目的，减少消炎镇痛药物的使用。

老年膝骨关节病的中西医结合治疗

（2）对于经过正规中医药治疗半年以上或反复发作的晚期患者，积极寻求中西医结合的方法治疗，必要时可行人工关节置换术，不能延误治疗。而在围手术期积极需求对并发症和后遗症的预防和治疗。尤其是对深静脉血栓、异位骨化等的治疗是明智的选择和有效的方法。目前，需要解决的是不断提高中医药预防和治疗的疗效，以便在减少患者医疗费用的同时保持较好的疗效。

（3）对能够预防软骨退变和能够修复软骨退变与缺损的中医药，用以指导临床的治疗，从而减少和减缓膝骨关节病的发生、发展，将关节退变的进程延缓，减少重度患者的比例和延迟关节置换。

近10年来，基于循证医学及专家共识，国际骨关节炎研究协会制定了以患者为本、可持续更新的《髋与膝骨关节炎简明治疗指南》，旨在帮助世界范围内的医生和专职医护专业人员进行普遍应用及专科治疗。目前认为，对膝骨关节病患者的最佳治疗方法是联合应用非药物治疗和药物治疗。推荐应用指南中包括12种非药物治疗方法（宣教和自我管理、定期电话联系、转诊给理疗师治疗、有氧运动、肌肉锻炼和水疗、减轻体重、行走时持支具、带护膝、垫鞋垫、热疗、经皮神经电刺激、针灸），8种药物疗法（缓解症状的对乙酰氨基酚，口服环氧化酶-2特异性抑制剂和非选择性抑制剂非类固醇类消炎镇痛药，外用非类固醇类消炎镇痛药和辣椒素，关节内注射皮质类固醇和透明质酸钠凝胶，硫酸氨基葡萄糖和硫酸软骨素，可能起结构修复效果的硫酸氨基葡萄糖、硫酸软骨素和双醋瑞因，治疗顽固性疼痛的阿片类镇痛药）和5种手术模式（全膝关节置换术、单髁膝关节置换术、截骨术、膝关节炎关节镜清洗和清创术、关节替换失败后补救措施——关节融合术）。故中西医结合治疗膝骨关节病是发挥各自优势的发展方向。

（三）疗效评价

1. 症状、体征评分

参照 Ontario 大学和 McMaster 大学骨关节炎指数评分（the Western Ontario and McMaster Universities Osteoarthritis Index，WOMAC）（附表2）。

2. 疼痛评分

视觉模拟评分（visual analogue scale，VAS）：请患者用一条直线在此标尺上表明疼痛程度，具体见图3-1。

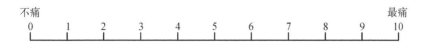

图3-1　疼痛程度的视觉模拟评分

图中线段长为10 cm，并按1 cm定出刻度，让患者用笔根据自己的疼痛程度在线段上画上相应的点，不求十分准确，以能反映患者自觉的疼痛程度为准

3. 疗效判定标准

疾病疗效评定*标准参照《中药新药治疗骨关节炎的临床研究指导原则》中规定的疗效评定标准,分临床控制、显效、有效、无效四级。具体如下。

临床控制:疼痛等症状消失,关节活动正常,积分减少≥90%。

显效:疼痛症状基本消失,关节功能基本正常,能参加正常活动和工作,70%≤积分减少<90%。

有效:疼痛基本消失,关节活动轻度受限,参加活动或工作的能力有改善,30%≤积分减少<70%。

无效:未达到有效标准者。

(四)护理

1. 一般护理

(1)耐心细致地向患者讲述疾病治疗及康复的过程、注意事项,介绍同种疾病不同个体成功的例子,使患者消除紧张和顾虑,积极配合治疗和护理。

(2)注意休息,适当进行一些活动,以保持关节的活动功能。疼痛严重者应卧床休息,膝关节制动,软枕抬高下肢。

(3)膝关节注意保暖,勿受寒冷刺激,戴护膝保暖,保护膝关节。

(4)进行必要的锻炼,如练习功法、游泳、散步等,以维持肌力和保持关节活动,但应注意避免过度活动引起损伤。

(5)患者因体位改变,出现剧烈的疼痛和功能障碍,应立即扶患者平躺,协助医生帮助患者松解关节,减轻疼痛。

(6)患者行走不方便,卧床期间要做好生活护理,定时洗头抹身、修剪指甲胡须,整理床单,使患者舒适。

(7)饮食宜清淡易消化,多吃蔬菜水果,忌食生冷、发物及煎炸品。

(8)膝关节肿胀较甚,疼痛加重,应警惕关节内积液。出现相关症状及时报告医生,在局部麻醉下抽出积液,并常规送检,加压包扎。

2. 日常生活注意事项

(1)减轻关节的负担,如减肥,改变不良的饮食时间及饮食习惯,防止骨质疏松;避免引起疼痛的动作,如上下楼梯,爬山,长时间行走,可骑自行车运动;注意关节的保暖,使血循正常,防止疼痛,如药物护膝。

(2)加强肌力,肌力增强防止关节破坏,与关节囊挛缩之后的关节屈伸障碍。

(3)最大限度地伸展和屈曲膝关节。

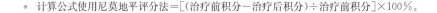

* 计算公式使用尼莫地平评分法=[(治疗前积分-治疗后积分)÷治疗前积分]×100%。

二、膝痹病(膝关节骨性关节炎)中西医结合临床路径

本路径适合于西医诊断为膝骨关节炎的患者。以下为膝痹病(膝骨关节炎)中医临床路径标准住院流程。

(一)适用对象

中医诊断：第一诊断为膝痹病(TCD编码：BNV090)。
西医诊断：第一诊断为膝关节骨性关节炎(ICD-10编码：M17.901)。

(二)诊断依据

1. 疾病诊断

参照中华医学会风湿病学分会《骨关节炎诊断及治疗指南(2010年版)》。

2. 疾病分期

早期：症状与体征表现为膝关节疼痛,多见于内侧,上下楼或站起时犹重,无明显畸形,关节间隙及周围压痛,髌骨研磨试验(＋),关节活动可。X线表现为0～1级。

中期：疼痛较重,可合并肿胀,内翻畸形,有屈膝畸形及活动受限,压痛,髌骨研磨试验(＋),关节不稳。X线表现为2～3级。

晚期：疼痛严重,行走需支具或不能行走,内翻及屈膝畸形明显,压痛,髌骨研磨试验(＋),ROM明显缩小,严重不稳。X线表现为4级。

3. 症候诊断

参考国家中医药管理局"十一五"重点专科协作组《膝痹病(膝关节骨性关节炎)诊疗方案》和《膝骨关节炎中医诊疗专家共识(2015年版)》。

(1)风寒湿痹证　肢体关节酸楚疼痛,痛处固定,有如刀割或有明显重着感或患处表现肿胀感,关节活动欠灵活,畏风寒,得热则舒。舌质淡,苔白腻,脉紧或濡。

(2)风湿热痹证　起病较急,病变关节红肿、灼热、疼痛,甚至痛不可触,以得冷则舒为特征,可伴有全身发热,或皮肤红斑、硬结。舌质红,苔黄,脉滑数。

(3)瘀血闭阻证　肢体关节刺痛,痛处固定,局部有僵硬感,或麻木不仁。舌质紫暗,苔白而干涩。

(4)肝肾亏虚证　膝关节隐隐作痛,腰膝酸软无力,酸困疼痛,遇劳更甚。舌质红、少苔,脉沉细无力。

(三)治疗方案的选择

(1)诊断明确,第一诊断为膝痹病(膝关节骨性关节炎)。

(2)患者适合并接受中西医结合治疗。

（四）标准住院日

标准住院日≤21天。

（五）进入路径标准

（1）第一诊断必须符合膝痹病（TCD编码：BNV090）和膝关节骨性关节炎（ICD-10编码：M17.901）的患者。

（2）患者同时具有其他疾病，但在住院期间不需特殊处理，也不影响第一诊断的临床路径流程实施时，可以进入本路径。

（3）各种保守治疗无效半年以上，X线片显示为晚期改变，有全膝置换术指征者，不进入本路径。

（六）中医证候学观察

四诊合参，收集该病种不同证候的主症、次症、舌、脉特点。注意证候的动态变化。

（七）入院检查项目

1. 必需的检查项目
（1）血常规、尿常规、粪便常规、大便潜血。
（2）肝功能、肾功能、血糖、红细胞沉降率、凝血功能。
（3）C-反应蛋白。
（4）膝关节X线片。
（5）心电图。
（6）胸部X线片。

2. 可选择的检查项目
根据病情需要而定，如骨代谢指标、抗链球菌溶血素O试验、类风湿因子、血脂、关节液检查等。

（八）治疗方法

1. 辨证选择口服中药汤剂
（1）风寒湿痹证　　芪防膝痹方合羌活胜湿汤加减。
（2）风湿热痹证　　芪防膝痹方合四妙丸加减。
（3）瘀血闭阻证　　芪防膝痹方合身痛逐瘀汤加减。
（4）肝肾亏虚证　　芪防膝痹方合独活寄生汤加减。

2. 辨证选择中成药
（1）风寒湿痹证　　复方夏天无片或痹祺胶囊。
（2）风湿热痹证　　新癀片加四妙丸。
（3）瘀血闭阻证　　新癀片加血府逐瘀胶囊。

（4）肝肾亏虚证　　健步丸（或肾气丸、骨康胶囊）。

3. 手法治疗

华伤整膝五步法。

4. 针灸治疗

（1）局部取穴　　阳陵泉、阴陵泉、足三里、犊鼻、内膝眼。

（2）远道取穴　　昆仑、悬钟、三阴交、太溪。

5. 其他

① 患者教育、运动及生活指导、物理治疗。② 口服：NSAIDs、麻醉类镇痛药。③ 注射：关节腔注射糖皮质激素、透明质酸钠凝胶，肌内注射 NSAIDs。④ 局部：NSAIDs 制剂、辣椒碱。⑤ 骨关节炎慢作用药及软骨保护剂：氨基葡萄糖、硫酸软骨素、双醋瑞因、多西环素、双膦酸炎、维生素 A、维生素 C、维生素 E、维生素 D。⑥ 外科治疗：对经内科规范治疗无明显疗效，病变严重及关节功能明显障碍的患者可以考虑关节镜手术和开放手术。

6. 护理

辨证施护。

（九）出院标准

（1）肿胀、疼痛、关节活动障碍等症状好转或消失。

（2）日常生活、工作能力基本恢复。

（十）有无变异及原因分析

（1）在治疗过程中发生了病情变化，或辅助检查结果异常，需要复查和明确异常原因，从而延长治疗时间和增加住院费用或退出本路径。

（2）临床症状改善不明显，导致住院时间延长或退出本路径。

（3）治疗过程中出现严重并发症时，退出本路径。

（4）因患者及其家属意愿而影响本路径执行时，退出本路径。

第四节　治疗膝骨关节病的中医临床经验、特色及用药

一、临床经验及中医药特色

（一）临床经验

膝关节是人体最大的屈戍关节，关节周围肌肉、韧带丰富，《灵枢·经筋》认为膝为

诸筋会集之处,故称"膝为筋之府"。膝关节承担了人体承重、活动等重要功能,尤其是运动中的活动,其负荷重,撞击力大,因此,容易发生退行性病变。退变除了骨质增生,半月板、韧带及软骨的整体退变,还可发生滑膜炎症,表现为不同的损伤症状。

膝骨关节病是中老年人常见病,不仅仅局限于某一靶点,而是一个整体病变(滑膜、韧带、肌肉、半月板等),故治疗时不应只关注某一点。某些情况下,膝关节修补手术对于半月板、韧带损伤具有明确疗效,但围手术期仍应运用非手术疗法进行长期干预,维持动静力平衡,以预防病情反复。

膝骨关节病的病理特点:急性期以痹证为主,中后期以痿证为主,整个病变过程是痹痿结合、动静力失衡、相互影响。急性期以滑膜炎症为主,表现为关节肿胀、疼痛,早期软骨破坏不明显,但动静力系统已失衡。由于滑膜分为壁层和脏层,脏层分泌滑液,当动静力失衡,刺激滑膜分泌大量炎症因子及关节积液形成,进而破坏软骨;亚急性期滑膜炎症缓解,但软骨退变明显;慢性期则转变为滑膜慢性炎症期,软骨退变加重,软骨下骨出现骨质疏松,局部骨质增生明显,关节间隙狭窄。膝骨关节病以绝经后女性多见,病程较长者可呈"O"形腿,当膝关节间隙小于正常关节的1/2,临床疼痛症状、功能障碍明显,严重影响患者日常活动及生活质量时,此类患者具有手术指征。反之,不应草率选用人工关节置换术,避免可能产生的并发症带来长期痛苦,增添新的症状。

(二)中医药特色

中医药对于继发性滑膜炎症、早期软骨退变、软骨下骨质增生具有一定的防治优势,但韧带、半月板的撕裂、破裂,因血供缺失而难以修复。若半月板撕裂,无关节交锁现象,通过整体治疗可达到一定程度改善症状和功能,增加关节周围肌肉的濡养,调节动静力平衡,有利于对关节的支持、保护,促进关节修复。

关于膝骨关节病的治疗原则,中医治疗膝骨关节病尤重全身调治,此类患者不仅以膝关节病变为主,还伴有精神、脾胃、二便、睡眠及其他关节退变等相兼症状。无论在急性期或慢性期,治疗时都要注重对软骨及骨代谢的调节,早期可适当加入补肾药,如淫羊藿、补骨脂,中后期以健脾补肾为主。同时,注意防寒保暖,每日配合膝关节的不负重活动,如坐位的抬腿、分腿、蹬腿及足底滚轮按摩等。

在手法治疗方面,笔者运用华伤整膝五步法时特别强调在操作时应注意对膝关节及相邻的髋、踝关节肌肉、韧带起止点,宜在理筋时适当加重手法予以按揉,在整骨环节宜在膝关节屈伸及旋转功能位适当增加幅度,以克服关节内外的粘连和痉挛,有利于调和气血,平衡筋骨,提高疗效。

(三)中西医结合防护特点

中医药治疗骨退变有着悠久的历史,中医药的综合治疗在该病的辨证治疗具有独特的优势,在目前的临床上,中医药有着较西医更多的治疗方法,与此同时,中医药尤其重视疾病的养护及预防,对膝骨关节病的治疗有着较大的贡献。

1. 发病前预防

关节软骨组织随着年龄的增长而老化,这是自然规律。但若注意预防,可以延缓其进程和减轻其退行性变的程度。预防措施包括以下几点。

(1) 尽量避免身体肥胖,防止加重膝关节的负担,一旦身体超重,就要积极减肥,控制体重。

(2) 注意走路和劳动的姿势,不要扭着身体走路和干活。避免长时间下蹲,因为下蹲时膝关节的负重是自身体重的3～6倍,长时间坐着和站着,也要经常变换姿势,防止膝关节固定一种姿势而承受过大压力。

(3) 走远路时不要穿高跟鞋,要穿厚底而有弹性的软底鞋,以减少膝关节所受的冲击力,避免膝关节发生磨损。

(4) 参加体育锻炼时要做好准备活动,轻缓地舒展膝关节,让膝关节充分活动开以后再参加剧烈运动。

(5) 骑自行车时,要调好车座的高度,以坐在车座上两脚蹬在脚蹬上、两腿能伸直或稍微弯曲为宜,车座过高、过低或骑车上坡时用力蹬车,对膝关节都有不良的影响。

(6) 秋冬季节,要注意膝部保暖,膝关节遇到寒冷,血管收缩,血液循环变差,往往使疼痛加重,故在天气寒冷时应注意保暖,必要时戴上护膝,防止膝关节受凉。

2. 发病后养护

(1) 膝骨关节病患者,尽量少上下楼梯、少登山、少久站、少提重物,避免膝关节的负荷过大而加重病情。

(2) 饮食方面,应多吃富含蛋白质、钙质、异黄酮的食物,如牛奶、奶制品、大豆、豆制品、鸡蛋、鱼虾、海带、黑木耳、鸡爪、猪蹄、羊腿、牛蹄筋等,这些既能补充蛋白质、钙质,防止骨质疏松,又能生长软骨及关节的润滑液,还能补充雌激素,使骨骼、关节更好地进行钙质的代谢,减轻关节炎的症状。

(3) 平时坚持做股四头肌及膝关节功能训练,但应注意锻炼的时机,锻炼时应循序渐进,运动时宜缓慢稳健,运动量也不宜过度。

(4) 关节保护应注意以下几点,① 避免同一姿势长时间负重;② 保持正确体位,以减轻某个关节的负重;③ 保持关节正常的对位对线;④ 工作或活动的强度不应加重或产生疼痛;⑤ 在急性疼痛时,关节不应负荷或活动;⑥ 使用合适的辅助器具;⑦ 更换工作程序,以减轻关节应激反应。

(四) 用药应重视祛邪与扶正并重

治疗膝骨关节病用药在益气扶正的同时也重视攻逐痰瘀。瘀滞脉中,脾失健运,肾阳不化,水湿停滞,久而炼痰。痰瘀互结,又加重水湿津液的滞留。正如张景岳《质疑录》所说:"痰者,身之津液也。气滞血凝,则津液化而为痰,是痰因病而生也。"其治疗,

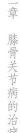

当以通调为法。"凡血证,总以去瘀为要""化痰者,必以调理气血,豁痰化浊为法"。笔者主张结合损伤的特点,痰瘀兼顾,既重化瘀通络,又重调理气机,利水化痰。

(五) 重视从经筋入手

膝关节为众筋所聚,其主要功能依赖于其周围附着的肌肉、韧带功能。笔者通过临床病例分析发现,膝关节是下肢重要的负重关节,而其负重状态下各方向活动的灵活性要求极高,在骨骼结构完整的基础上,由肌肉、韧带、半月板、关节囊等经筋系统保障了关节活动中的稳定,西方医学的研究往往把这些结构分开研究,如半月板损伤、韧带损伤、肌肉功能障碍等,其必然会有片面性,而且随着临床对膝关节损伤的研究深入,往往发现其损伤多为复合性损伤表现,因此,笔者主张以中医的整体观来看待膝关节的整个经筋系统,整体治疗调整下肢的经筋系统,对于膝关节的稳定有着极其重要的临床意义。以手法、针灸等从经筋入手治疗膝骨关节病是笔者团队的一项特色,尤其是手法治疗,可以很好地调整膝部经筋系统的协调及稳定状态,恢复膝关节的动态力学稳定,从而治疗及防止膝骨关节病的发生发展。从经筋入手的治疗理念也体现出了痿痹兼治的理念。

(六) 防治养结合

对于慢性筋骨病的治疗,笔者素来秉持的是防治养结合的理念,这是有别于其他临床医师的治疗理念,一般临床医师诊治膝骨关节病往往在急性期给予 NSAIDs 控制症状及口服保护软骨的药物,而没有进一步的治疗方案,或是直接告知患者没有更好办法治疗,更多的是建议患者在严重退变时接受人工关节置换,这些都是消极的对症治疗,真正有效的治疗方法,就是在早期以滑膜炎症时积极控制关节内部的炎症反应,因为这些积聚在关节内的炎症代谢产物,将是引起半月板或关节滑膜变性退变的重要环节,即便是反复发病,局部增生都已经形成,在笔者治疗过程中,依然会体现出防治养三者相结合的治疗理念,因此,笔者有效地控制了膝骨关节病的复发率和后期手术率。

总之,膝骨关节病是一种退行性骨关节病,它的发生同人体的衰老有关,患者要了解自我保养和导引锻炼的重要性,三分治疗七分养,只有充分调动起患者的积极性,该病才能较快缓解并维持较长时间不发作。

二、常用方剂

1. 通用方——芪防膝痹方(华东医院经验方)

组成:生黄芪、防己、苍术、当归、土鳖虫、牛膝、淫羊藿等。

功效:益气化瘀利水。

主治:早中期膝骨关节病。

方解：膝骨关节病的病机为本虚标实，其中以肝肾亏虚、气血不足为本，痰瘀互结为标，故治疗宜扶正祛邪兼顾。芪防膝痹方是华东医院的专家经验方，遵循石氏伤科"以气为主、以血为先"的学术思想，其中以生黄芪益气健脾、利水消肿为君；防己利水止痛，淫羊藿补益肝肾，两者共为臣药；苍术、当归、土鳖虫健脾除湿、养血活血为佐；牛膝引药下行直达病所为使。相关的动物实验结果表明，益气化瘀利水方可能是通过调控 IGF-1、TGF-β1 水平而起到治疗膝骨关节病的作用。

2. 风寒湿痹证

（1）羌活胜湿汤（《脾胃论》）

组成：羌活、独活、藁本、防风、甘草、川芎、蔓荆子等。

功效：解表祛湿，祛风止痛。

主治：风寒湿痹型膝骨关节病。常常用于膝骨关节病湿邪痹闭，阳气不足而见重着疼痛，四肢畏冷。亦常以本方加味，加入虫类药治疗一般风湿痹痛，骨伤久病风湿内蕴诸证及类风湿性关节炎、强直性脊柱炎等。

方解：本方主治为风湿在表，其证多由汗出当风，或久居湿地，风湿之邪侵袭肌表所致。风湿之邪客于太阳经脉，经气不畅，致头痛身重，或腰膝疼痛、难以转侧。风湿在表，宜从汗解，故以祛风胜湿为法。方中羌活、独活共为君药，两者皆为辛苦温燥之品，其辛散祛风，味苦燥湿，性温散寒，故皆可祛风除湿、通利关节，其中羌活善祛上部风湿，独活善祛下部风湿，两药相合，能散一身上下之风湿，通利关节而止痹痛；臣以防风、藁本，入太阳经，祛风胜湿；佐以川芎活血行气，祛风止痛，蔓荆子祛风止痛；甘草缓诸药辛散之性调和诸药。

（2）蠲痹汤（《医学心悟》）

组成：羌活、独活、秦艽、川芎、当归、肉桂、生甘草、乳香、木香、桑枝、海风藤等。

功效：祛风除湿，蠲痹止痛。

主治：骨性关节病等风寒痹阻、经络不通证。

方解：方中秦艽、桑枝、海风藤、羌活、独活除湿疏风，当归活血和营，祛寒除湿，乳香、木香理气止痛。症见腰腿酸胀重着，偶有抽掣不舒，得寒加甚者。风气胜者，可加防风；寒气胜者，加附子；湿气胜者，加防己、萆薢、薏苡仁；痛在上者，去独活，加荆芥；痛在下者，加牛膝；间有湿热者，其此寒久变热也，去肉桂，加黄柏。

（3）黄芪桂枝五物汤（《金匮要略》）

组成：黄芪、桂枝、芍药、生姜、大枣等。

功效：益气温经，和营通痹。

主治：风寒湿痹型膝骨关节病。

方解：《金匮要略方论本义》中记载有"黄芪桂枝五物汤，在风痹可治，在血痹亦可治也。以黄芪为主固表补中，佐以大枣；以桂枝治卫升阳，佐以生姜；以芍药入营理血，共成厥美。五物而营卫兼理，且表营卫里胃肠亦兼理矣。推之中风于皮肤肌肉者，亦兼

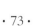

理矣。固不必多求他法也"。

（4）麻桂温经汤（《伤科补要》）

组成：麻黄、桂枝、红花、白芷、细辛、桃仁、赤芍、甘草。

功效：温经散寒，祛瘀止痛。

主治：肢体关节痹痛等慢性筋骨病兼风寒湿者。

方解：《伤科补要》中记载有"凡人跌扑斗殴，内伤其血。复轻生投水，外着于寒，血得寒而凝结，寒得血而入深，未有能生者也"。治法先以麻桂温经汤祛其寒，继逐其瘀。伤后残瘀未尽，风寒湿邪乘虚而入，寒瘀凝滞，痹阻经脉，气血运行不畅，则关节疼痛，屈伸不利，遇寒则痛剧；舌淡脉紧等均为寒湿瘀凝之故。治当温经散寒，祛瘀止痛。方中麻黄、桂枝、细辛，白芷温经散寒，通络止痛；红花、桃仁、赤芍活血祛瘀，散结止痛；甘草调和诸药。全方配伍，可使寒散瘀祛络通，则疼痛自除。

3. 风湿热痹证

（1）四妙散（《成方便读》）

组成：苍术、牛膝、黄柏（盐炒）、薏苡仁。

功效：清热解毒，活血止痛。

主治：风湿热痹型膝骨关节病。

方解：《丹溪心法》有二妙丸，主治湿热盛于下焦而成痿证者。此皆湿热不攘，蕴留经络。方中苍术辛苦而温，芳香而燥，直达中州，为燥湿强脾之主药。但病既传于下焦，又非治中可愈，故以黄柏苦寒下降之品，入肝肾直清下焦之湿热，标本并治，中下两宣，如邪气盛而正不虚者，即可用之。《医学正传》加牛膝，为三妙丸。以邪之所凑，其气必虚，若肝肾不虚，湿热决不流入筋骨。牛膝补肝肾，强筋骨，领苍术、黄柏入下焦而祛湿热也。《成方便读》再加薏苡仁，为四妙丸。黄柏苦性寒，取其寒以胜热，苦以燥湿，且善除下焦之湿热，重用为君药；苍术味苦性温，燥湿除痹，薏苡仁利湿除痹，共为臣药；《黄帝内经》有云："治痿独取阳明。阳明者主润宗筋，宗筋主束筋骨而利机关也。"薏苡仁独入阳明，祛湿热而利筋络。牛膝活血通经络，补肝肾，强筋骨，且引药直达下焦，为使药。诸药合用，共奏清热利湿之功。故四味合而用之，为治痿之妙药也。后世多有发挥，可治一切风湿、筋骨痹痛、齿痛、瘫痪、疮疡肿痛。

（2）四妙勇安汤（《验方新编》）

组成：金银花、玄参、当归、甘草。

功效：清热解毒，活血止痛。

主治：风湿热痹型膝骨关节病。

方解：金银花甘寒入心，善于清热解毒，故重用为主药；当归活血散瘀，玄参泻火解毒，甘草清解百毒，配金银花以加强清热解毒之力，用量亦不轻，共为辅佐。四药合用，既能清热解毒，又能活血散瘀止痛。

4. 瘀血闭阻证

(1)身痛逐瘀汤加减(《医林改错》)

组成:秦艽、川芎、桃仁、红花、甘草、羌活、乳香、没药、当归、五灵脂、香附、牛膝、地龙、生姜、大枣。

功效:活血祛瘀,祛风除湿,通痹止痛。

主治:膝骨关节病急性期疼痛剧烈或久治不愈者。临床辨证多为瘀阻经络、气血不和之证,主治瘀血挟风湿、经络痹阻所致关节疼痛、肿胀,或周身疼痛、麻木,以痛为主、经久不愈,疼痛难忍,夜间尤甚者。

方解:膝骨关节病常以疼痛为主症,《医林改错》中记载有"凡肩痛、臂痛、腰疼、腿疼,或周身疼痛……如古方治之不效,用身痛逐瘀汤"。方中秦艽祛风利湿,羌活散风寒、祛风湿,二药合奏祛除外邪、缓解筋挛之功;当归补血活血,濡养温通经脉,使血归其所;川芎、没药、五灵脂皆活血化瘀之品,川芎为血中气药,行气活血、燥湿搜风,既行血滞,又祛血中湿气;乳香通滞血,散结气,消肿止痛;地龙通经活络,兼利水湿而消水肿;香附开郁行气,其性宣畅,通行十二经八脉之气分;牛膝入肝肾二经,补肝肾、强筋骨、散瘀血,引药下行;甘草缓急止痛,调和诸药。全方活血祛瘀通痹,易伤及脾胃,方中甘草调和诸药,香附和胃,脾胃虚弱者常加生姜、大枣健脾暖胃,以防药性峻猛攻伐之弊。

(2)血府逐瘀汤(《医林改错》)

组成:桃仁、红花、当归、生地黄、牛膝、川芎、桔梗、赤芍、枳壳、甘草、柴胡。

功效:活血化瘀,行气止痛。

主治:瘀血闭阻型膝骨关节病。

方解:方中以桃仁、红花、川芎活血祛瘀为君药;当归、赤芍养血活血,牛膝祛瘀通脉并引血下行,三药助主药以活血祛瘀为臣药;生地黄配当归养血和血,使祛瘀而不伤阴血,柴胡、枳壳、桔梗宽胸中之气滞,治疗气滞兼证,并使气行血亦行,共为方中佐药;甘草协调诸药为使。合而用之,使血行瘀化诸症之愈。

5. 肝肾亏虚证

(1)独活寄生汤(《备急千金要方》)

组成:独活、桑寄生、杜仲、牛膝、细辛、秦艽、茯苓、肉桂、防风、川芎、人参、甘草、当归、芍药、熟地黄。

功效:祛风湿,止痹痛,益肝肾,补气血。

主治:肝肾亏虚型膝骨关节病。

方解:方中用独活、桑寄生祛风除湿、养血和营、活络通痹,为君药;牛膝、杜仲、熟地黄补益肝肾,强壮筋骨为臣药;川芎、当归、芍药补血活血;人参、茯苓、甘草益气扶脾,均为佐药,使气血旺盛,有助于祛除风湿;又佐以细辛以搜风治风痹,肉桂祛寒止痛,使以秦艽、防风祛周身风寒湿邪。各药合用,是为标本兼顾,扶正祛邪之剂。对风寒湿三气着于筋骨的痹证,为常用有效的方剂。

（2）左归丸（《景岳全书》）

组成：熟地黄、山药、枸杞子、山茱萸、川牛膝、菟丝子、鹿角胶、龟板胶。

功效：补益肝肾，滋阴健骨，通痹止痛。

主治：骨关节病、骨质疏松症等慢性筋骨病肾阴不足、精髓亏虚者，症见腰膝酸痛，筋骨痿弱，偏枯，风湿痹等。

方解：本方证为真阴不足、精髓亏损所致。肾藏精，主骨生髓，肾阴亏损，精髓不充，封藏失职，故头晕目眩、腰膝酸酸、遗精滑泄；阴虚则阳亢，迫津外泄，故自汗盗汗；阴虚则津不上承，故口燥舌干、舌红少苔；脉细为真阴不足之象。治宜壮水之主，培补真阴。方中重用熟地黄滋肾填精，大补真阴，为君药。山茱萸养肝滋肾，涩精敛汗；山药补脾益阴，滋肾固精；枸杞子补肾益精，养肝明目；龟板胶、鹿角胶，为血肉有情之品，峻补精髓，龟板胶偏于补阴，鹿角胶偏于补阳，在补阴之中配伍补阳药，取"阳中求阴"之义，均为臣药。菟丝子、川牛膝益肝肾，强腰膝，健筋骨，俱为佐药。诸药合用，共奏滋阴补肾，填精益髓之效。左归丸是张景岳由六味地黄丸化裁而成。

（3）右归丸（《景岳全书》）

组成：熟地黄、附子（炮附片）、肉桂、山药、山茱萸（酒炙）、菟丝子、鹿角胶、枸杞子、当归、杜仲（盐炒）。

功效：温补肾阳，填精益髓。

主治：骨关节病、骨质疏松症等慢性筋骨病肾阳不足、精髓亏虚者，症见腰膝酸痛，筋骨痿弱，偏枯，风湿痹等。

方解：方中以附子、肉桂、鹿角胶为君药，温补肾阳，填精补髓。臣以熟地黄、枸杞子、山茱萸、山药滋阴益肾，养肝补脾。佐以菟丝子补阳益阴，固精缩尿；杜仲补益肝肾，强筋壮骨；当归养血和血，助鹿角胶以补养精血。诸药配合，共奏温补肾阳，填精益髓之功。全方温补肾阳、壮命门之火，兼顾肝脾肾之阴，使阳得阴敛藏而归位，阴得阳生化而长养。

三、常用药

张磊等检索了 2002～2012 年收录于维普中文科技期刊数据库、中国期刊全文数据库、万方数据库的中药内服治疗膝骨关节炎的临床文献，筛选符合标准的文献，采用频数统计的方法统计中药内服治疗膝骨关节炎的总体用药频次、药对频次。结果纳入研究文献共 491 篇，包括 572 味中药、23 个药对，药物总使用频次为 5 120 次，使用频次最高的前 10 位依次为牛膝、当归、白芍、甘草、熟地黄、杜仲、川芎、独活、威灵仙、黄芪；药对总使用频次为 891 次，使用频次最高的前 10 位依次为牛膝—杜仲、黄芪—当归、桃仁—红花、独活—桑寄生、川乌—草乌、牛膝—当归、白芍—甘草、麻黄—桂枝、乳香—没药、黄柏—苍术。得出结论：近 10 年治疗膝骨关节病内服方的药物组成以补肝脾肾、祛风寒湿为主；药对以补益肝肾、强筋壮骨及益气活血为主。

李沛等检索了 2002 年 1 月至 2012 年 12 月收录于万方数据库、维普中文科技期刊数据库、中国知网及中国医院知识总库中中药外用治疗膝骨关节炎的相关文献,应用频数统计方法,统计符合标准文献的药物及药对频次。结果检索出 376 篇文献符合标准,包括 463 味中药 18 个药对。其中使用频次最高的前 10 位药物为透骨草、牛膝、红花、伸筋草、杜仲、川乌、草乌、海桐皮、威灵仙、乳香。药对总使用频次为 768 次,使用频次最多的前 10 位药对为牛膝—当归、川乌—草乌、桃仁—红花、乳香—没药、伸筋草—透骨草、当归—川芎、五加皮—杜仲、桑枝—桂枝、威灵仙—羌活、三棱—莪术。得出结论:目前治疗膝骨关节病外用中药及药对的主要有祛风除湿、活血化瘀及强筋骨补肝肾为主。

四、医案分析

案 1. 黄某,女,72 岁。

【初诊】2016 年 1 月 15 日,左膝疼痛近半年,加重 2 周。

【现病史】近半年来左膝隐隐作痛,腰膝酸软无力。劳累后及上下楼梯加重,曾有两次交锁现象。外院 X 线片示左膝退行性改变,内侧间隙狭窄,曾外敷膏药及口服中药,稍有好转。2 周前外出旅游后症状加重,遂来就诊。左膝关节疼痛,活动加重,胃纳可,寐欠安,二便调。2016 年 1 月 19 日行膝关节 MRI 检查示左膝重度退变,骨质增生;胫骨关节面下散在骨质吸收,伴少许骨质水肿;半月板变性,内侧半月板后角撕裂;前交叉韧带略肿胀;关节腔及髌上囊内少量积液;左膝周围软组织肿胀;腘窝囊肿。查体:左膝关节肿胀,股四头肌较右侧稍萎缩,左膝内侧关节间隙压痛(+),浮髌试验(+),麦氏征(-),伸直受限征(+),髌骨研磨试验(+),抽屉试验(-)。舌质红,苔少,脉沉细无力。

【诊断】中医诊断:膝痹肝肾亏虚型。

西医诊断:左膝骨关节病(中度)。

【治则】补肾益气,活血通络。

【治疗方案】

1. 中药汤剂内服

[方药]
制黄芪 18 g	防己 12 g	土鳖虫 12 g	苍术 12 g
牛膝 12 g	当归 12 g	淫羊藿 12 g	忍冬藤 15 g
鸡血藤 15 g	络石藤 15 g	独活 12 g	桑寄生 15 g
秦艽 12 g	续断 15 g	川芎 12 g	伸筋草 12 g
炒白芍 12 g	赤芍 12 g	炙甘草 5 g	

[用法] 共 7 剂,水煎服,分早晚 2 次,餐后温服。

[方解] 芪防膝痹方合独活寄生汤加减。芪防膝痹方为治疗膝痹病的经验方,芪防膝痹方中黄芪为君药,益气固表,使外邪无入路,防己祛风湿利水,牛膝引血下行,土鳖

虫化瘀通络,苍术利水除湿,当归补血活血,淫羊藿补肝肾之阳,肝肾同治,筋骨并重。配以络石藤、忍冬藤加强祛风止痛、舒筋通络之功效。独活寄生汤主治痹证日久,肢体痿软,肢节屈伸不利或麻木不仁。方中独活、桑寄生善治伏风,除久痹;秦艽祛风湿、舒筋络而利关节;牛膝、续断活血以通利肢节筋脉;当归、川芎、炒白芍养血和血。全方共达活血通络益气补肾之效。

2. 针灸治疗

[取穴] 阳陵泉、阴陵泉、足三里、犊鼻、膝眼、悬钟、三阴交。

[方义] 膝关节局部取穴可疏通经络气血,经络通畅则痹痛遂解,达到"通则不痛"之目的。

[操作] 各穴均常规操作,毫针平补平泻法,每次选取 2～3 个穴位,针刺得气后,电针机(连续波,2 Hz)通电 20 分钟,另辅以灸法及拔罐治疗,隔日 1 次,连续 30 天。

3. 手法治疗

华伤整膝五步法舒筋通络、消肿止痛和滑利关节,隔日 1 次,两周为 1 个疗程。

4. 局部中药热熨疗法

华伤熨疗Ⅰ号方温经通络,消肿止痛,每日 1 次,连续 30 天。

5. 西药口服

硫酸氨基葡萄糖胶囊口服,每日 3 次,每次 0.5 g,修复关节软骨,连续服用 6 周。

【二诊】2017 年 1 月 22 日,患者诉仍有左膝疼痛,较前略减轻。胃纳可,寐欠安,二便调。查体:左膝关节肿胀,股四头肌较右侧稍萎缩,左膝内侧关节间隙压痛(＋),浮髌试验(＋),麦氏征(－),伸直受限征(＋),髌骨研磨试验(＋),抽屉试验(－)。舌质红,苔少,脉沉细。方药如下。

制黄芪 18 g	防己 12 g	土鳖虫 12 g	苍术 12 g
牛膝 12 g	当归 12 g	淫羊藿 12 g	忍冬藤 15 g
鸡血藤 15 g	络石藤 15 g	独活 12 g	槲寄生 15 g
秦艽 12 g	续断 15 g	川芎 12 g	伸筋草 12 g
炒白芍 12 g	赤芍 12 g	老鹳草 15 g	炙甘草 5 g

共 7 剂,水煎服,分早晚 2 次,餐后温服。此方为前方基础上加老鹳草,加强补肾蠲痹之功。

【三诊】2017 年 2 月 1 日。患者诉左膝疼痛及腰膝酸胀明显减轻。胃纳可,夜寐可,二便调。查体:左膝关节肿胀,股四头肌较健侧稍萎缩,左膝内侧关节间隙压痛(±),浮髌试验(－),麦氏征(－),伸直受限征(＋),髌骨研磨试验(＋),抽屉试验(－)。舌淡红,苔薄白,脉细。予前方继服 14 剂,煎法同前,暂停针灸治疗,余治疗同前,同时嘱行自我拿膝法按摩。

【随访】1 个月后患者左膝疼痛等诸症基本消失,行动自如,予停服中药,并嘱其避免过度劳累。

案 2. 陈某,女,65 岁。

【初诊】2017 年 6 月 24 日,左膝关节疼痛 4 个月。

【现病史】患者既往有双膝骨关节炎病史 6 年余,平素膝关节疼痛、活动不利,休息或经保守治疗后可缓解。4 个月前患者突发左膝关节疼痛,活动受限,遇寒痛甚,得热则缓。遂至华东医院就诊,患者左膝肿痛,活动受限,胃纳寐安,小便调,大便欠畅。左膝 MRI 示左膝退行性骨关节病;骨质增生,伴骨赘形成;胫骨关节面下散在骨质吸收,伴少许骨质水肿;半月板变性,内侧半月板后角撕裂;前后交叉韧带肿胀;关节腔、髌后囊及髌上囊内中大量积液,关节滑膜增厚;左膝周围软组织稍肿胀;腘窝囊肿。查体:患者左膝肿胀,左膝内外侧关节间隙压痛(+),浮髌试验(+),麦氏征(+),伸直受限征(+),髌骨研磨试验(+),过伸试验(−),过屈试验(+),抽屉试验(+)。舌淡,苔薄白腻,脉紧。

【诊断】中医诊断:风寒湿痹型膝痹。

　　　　西医诊断:左膝骨关节病(中度)。

【治则】祛风散寒,除湿止痛。

【治疗方案】

1. 中药汤剂内服

[方药] 制黄芪 15 g　　　防己 12 g　　　土鳖虫 12 g　　　苍术 12 g

　　　　牛膝 12 g　　　　当归 12 g　　　淫羊藿 12 g　　　白术 12 g

　　　　生薏苡仁 15 g　　茯苓 12 g　　　秦艽 9 g　　　　川芎 9 g

　　　　火麻仁 15 g　　　甘草 5 g

[用法] 共 7 剂,水煎服,分早晚 2 次,餐后温服。

[方解] 拟用芪防膝痹方合四妙丸加减。意在益气化瘀、健脾补肾、祛风除湿、利水消肿。芪防膝痹方为治疗膝痹病的经验方,方中制黄芪益气固表,防己祛风湿利水,牛膝引血下行,土鳖虫化瘀通络,苍术利水除湿,当归补血活血,淫羊藿补肝肾之阳,肝肾同治,筋骨并重。另用四妙丸加减,取其祛风除湿之效,白术、茯苓、生薏苡仁健脾化湿,秦艽祛风除湿,川芎调经活血,火麻仁通便,甘草调和诸药。全方共奏益气化瘀、补肾利水、祛风除湿之效。

2. 针灸治疗

[取穴] 阳陵泉、阴陵泉、足三里、犊鼻、膝眼。

[方义] 膝关节局部取穴可疏通经络气血,经络通畅则痹痛遂解,达到"痛则不通"之目的。

[操作] 各穴均常规操作,毫针平补平泻法,每次选取 2～3 个穴位,针刺得气后,电针机(连续波,2 Hz)通电 20 分钟,另辅以灸法及拔罐治疗,隔日 1 次,共 15 次。

3. 手法治疗

华伤整膝五步法舒筋通络、消肿止痛和滑利关节,隔日 1 次,2 周为 1 个疗程。

4. 局部中药热熨疗法

温经蠲痹膏温经通络,消肿止痛,每日 1 次,连续 30 天。

5. 西药口服

硫酸氨基葡萄糖胶囊口服,每日 3 次,每次 0.5 g,修复关节软骨,连续服用 6 周。

【二诊】2017 年 7 月 1 日,患者仍有左膝疼痛,略有缓解。胃脘不适,夜寐安,二便调。查体:患者左膝肿痛,活动受限,内外侧关节间隙压痛(±),浮髌试验(+),麦氏征(+),伸直受限征(+),髌骨研磨试验(+),过伸试验(-),过屈试验(+),抽屉试验(+)。舌淡,苔薄白腻,脉紧。治以补肾利水,益气化瘀,健脾和胃。方药如下。

制黄芪 15 g	防己 12 g	土鳖虫 12 g	苍术 12 g
牛膝 12 g	当归 12 g	淫羊藿 12 g	忍冬藤 15 g
鸡血藤 15 g	络石藤 15 g	熟地黄 9 g	生地黄 9 g
炒白芍 12 g	川芎 12 g	制香附 9 g	茯苓 12 g
猪苓 12	白术 9 g	续断 15 g	独活 12 g
徐长卿 15 g	延胡索 15 g	炒谷芽 12 g	九香虫 9 g
炙甘草 5 g			

共 7 剂,水煎服,分早晚 2 次,餐后温服。芪防膝痹方合圣愈汤加减。芪防膝痹方具益气化瘀、补肾利水之功效。配伍络石藤、忍冬藤加强养血和血、舒筋通络之功效,方用生地黄、熟地黄、川芎、炒白芍补血滋阴,配伍猪苓、茯苓、白术健脾化湿,独活、续断、牛膝祛风湿,止痹痛,益肝肾,补气血,徐长卿、延胡索止痛,九香虫、炒谷芽护胃,炙甘草调和诸药。

其他治疗同前。

【三诊】2017 年 7 月 5 日,患者左膝疼痛明显减轻。胃纳欠佳,夜寐安,二便调。查体:患者左膝略肿痛,活动受限,左膝内外侧关节间隙压痛(±),浮髌试验(+),麦氏征(+),伸直受限征(+),髌骨研磨试验(+),过伸试验(-),过屈试验(+),抽屉试验(+)。舌淡,苔薄白,脉紧。继续以前方 28 剂水煎服,余治疗同前。同时嘱行自我拿膝法按摩。

【随访】1 个月后患者双膝疼痛明显改善。嘱其停服中药,并注意避风寒。

案 3. 王某,女,75 岁。

【初诊】2017 年 6 月 14 日,左膝疼痛 1 周。

【现病史】患者 1 周前外出旅游时不慎跌倒致左膝关节刺痛,后疼痛逐渐加重,遂来就诊。患者左膝关节痛,活动后疼痛加重,胃纳可,夜寐安,小便尚调,大便正常。左膝 X 线检查示左膝关节退行性改变,排除滑脱及骨折等病变。查体:左膝后内侧皮下瘀斑,局部肿胀;左膝内侧关节间隙压痛(+)、外侧关节间隙压痛(-);屈伸活动受限,屈膝外旋试验(+),浮髌试验(+),麦氏征(+),伸直受限征(+),髌骨研磨试验(+),过伸试验(+),过屈试验(+),抽屉试验(+)。舌质紫暗,苔白而干涩,脉弦涩。

【诊断】中医诊断：气滞血瘀型膝痹。

西医诊断：左膝骨关节病（中度）。

【治则】行气活血，舒筋止痛。

【治疗方案】

1. 中药汤剂内服

[方药]
黄芪 15 g	防己 12 g	当归 9 g	牛膝 12 g
土鳖虫 12 g	苍术 12 g	淫羊藿 12 g	羌活 15 g
秦艽 6 g	川芎 15 g	桃仁 9 g	红花 9 g
没药 6 g	五灵脂 6 g	香附 3 g	牛膝 15 g
地龙 6 g	甘草 5 g		

[用法] 共 14 剂，水煎服，分早晚 2 次，餐后温服。

[方解] 该病案为外伤后引起膝痹发作。芪防膝痹方合身痛逐瘀汤加减，芪防膝痹方为石氏伤科专家治疗膝痹病的经验方，具益气化瘀、补肾利水之功效。身痛逐瘀汤是中国古老的名方，出自清代名医王清任的《医林改错》，有行气补血、化瘀镇痛的作用。王清任认为痹证是因为风、寒、湿三邪入于血脉，致气血凝滞之故。他提出活血祛瘀，通经祛邪之法，把逐瘀活血与祛风除湿法合用创立身痛逐瘀汤。方中配伍严谨，选药精当。秦艽祛风利湿，退热，缓解拘挛；羌活为上半身及头目引经药，行瘀定痛，散风寒，祛风湿，二药合奏祛除外邪之功；当归补血活血，濡养温通经脉，使血归其所，收治风先治血，血行风自灭之功。川芎、红花、桃仁、没药、五灵脂皆为活血化瘀之品，川芎为血中气药，行气活血、燥湿搜风、即行血滞，又祛血中湿气；没药能入十二经脉，通滞血，散结气，消肿定痛；红花、桃仁、破血行瘀效力最强；五灵脂活血散瘀，通利血脉，治疗瘀血所致的各种疼痛，引药至心腹胁肋，治诸痛。地龙通经活络，引药下行直达病所，兼利水湿而消水肿；香附开郁行气，其性宣畅，通行十二经八脉之气分，达通则不痛之目的；牛膝入肝肾二经，补肝肾、强筋骨、散瘀血，引药下行至膝腿；甘草通行十二经脉，缓急止痛，调和诸药。诸药合用，则瘀血祛、经脉通、气机畅、外邪除。

2. 静脉滴注

注射用七叶皂苷钠 30 mg 溶于 250 mL 0.9%氯化钠注射液中静脉滴注，改善血液循环消除水肿，每日 1 次，连续治疗 10 天。

鹿瓜多肽注射液 4 mL 溶于 250 mL 0.9%氯化钠注射液中静脉滴注改善骨代谢，每日 1 次，连续治疗 14 天。

3. 针灸治疗

[取穴] 阳陵泉、阴陵泉、足三里、犊鼻、膝眼。

[方义] 膝关节局部取穴可疏通经络气血，经络通畅则痹痛遂解，达到"通则不痛"之目的。

[操作] 各穴均常规操作,毫针平补平泻法,每次选取 2～3 个穴位,针刺得气后,电针机(连续波,2 Hz)通电 20 分钟,隔日 1 次,连续 30 天。

4. 手法治疗

华伤整膝五步法舒筋通络、消肿止痛和滑利关节,隔日 1 次,2 周为 1 个疗程。

5. 局部中药热熨疗法

消瘀止痛膏活血化瘀,消肿止痛,每日 1 次,连续 30 天。

6. 西药口服

硫酸氨基葡萄糖胶囊口服,每日 3 次,每次 0.5 g,修复关节软骨,连续服用 6 周。

【二诊】2017 年 6 月 29 日,患者诉左膝刺痛稍有减轻。胃纳可,小便尚调,大便正常,夜寐安。查体:左膝后内侧皮下瘀斑消退,仍有局部肿胀;内侧关节间隙压痛(＋－)、外侧关节间隙压痛(－);屈伸活动受限,屈膝外旋试验(＋),浮髌试验(＋),麦氏征(＋),伸直受限征(＋),髌骨研磨试验(＋),过伸试验(＋),过屈试验(＋),抽屉试验(＋)。舌质紫暗,苔白而干涩,脉弦涩。治以活血化瘀,舒筋通络,调和营卫。方药如下。

黄芪 15 g	防己 12 g	当归 9 g	牛膝 12 g
土鳖虫 12 g	苍术 12 g	淫羊藿 12 g	羌活 15 g
秦艽 6 g	川芎 15 g	桃仁 9 g	红花 9 g
没药 6 g	五灵脂 6 g	香附 3 g	牛膝 15 g
地龙 6 g	桂枝 18 g	白芍 12 g	独活 15 g
延胡索 15 g	伸筋草 18 g	木瓜 15 g	桑枝 12 g
甘草 5 g			

共 28 剂,煎服法:水煎服,分早晚 2 次,餐后温服。芪防膝痹方合身痛逐瘀汤、桂枝汤加减。患者左膝扭伤后 3 周余,以营卫不和为主。治宜和营止痛。方中应用白芍及桂枝,旨在调和营卫,和营止痛。另配伍独活、羌活祛风除湿,延胡索止痛,伸筋草、木瓜、桑枝舒筋活络,甘草调和诸药。

同时,停静脉注射,改口服塞来昔布胶囊(每日 1 次,每次 0.2 g)消炎镇痛,余治疗不变。

【三诊】2017 年 7 月 28 日,患者诉左膝隐痛,伴腰部酸软。患侧膝关节肿胀消失;左膝内侧关节间隙压痛(±)、外侧关节间隙压痛(－);浮髌试验(－),麦氏征(＋),伸直受限征(＋),髌骨研磨试验(＋),过伸试验(＋),过屈试验(＋),抽屉试验(＋)。舌淡,苔薄白,脉细弱。中医辨证为肝肾亏虚型膝痹病,治以补气养血,通络止痛。治疗方案如下。

1. 中药汤剂内服

[方药] 制黄芪 30 g	防己 12 g	土鳖虫 12 g	苍术 12 g
牛膝 12 g	当归 12 g	淫羊藿 12 g	独活 15 g
槲寄生 12 g	秦艽 12 g	防风 6 g	盐杜仲 6 g

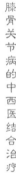
老年膝骨关节病的中西医结合治疗

川芎 12 g　　　　　党参 15 g　　　　白芍 12 g　　　　伸筋草 12 g

炙甘草 5 g

[用法] 共 7 剂,水煎服,分早晚 2 次,餐后温服。

[方解] 芪防膝痹方合独活寄生汤加减。患者左膝扭伤后近 2 个月,以气血不足、肝肾亏虚为主。芪防膝痹方为华东医院伤外科治疗膝痹病的经典方药,芪防膝痹方中制黄芪为君药,益气固表。使外邪无入路,防己祛风湿利水,牛膝引血下行,土鳖虫化瘀通络,苍术利水除湿,当归补血活血,淫羊藿补肝肾之阳,肝肾同治,筋骨并重。配伍独活寄生汤,加强其祛风湿、补肝肾、止痹痛、补气血之功效。

2. 温针灸治疗

[取穴] 阳陵泉、阴陵泉、足三里、犊鼻、内外膝眼。

[方义] 膝关节局部取穴可疏通经络气血,经络通畅则痹痛遂解,达到"通则不痛"之目的。

[操作] 各穴均常规操作,毫针平补平泻法,每次选取 2～3 个穴位,针刺得气后,电针机(连续波,2 Hz)通电 20 分钟,另辅以灸法及拔罐治疗,隔日 1 次,连续 30 天。

3. 手法治疗

华伤整膝五步法舒筋通络、消肿止痛和滑利关节,隔日 1 次,2 周为 1 个疗程。

4. 局部中药热熨疗法

华伤 I 号熨疗方温经通络,消肿止痛,每日 1 次,连续 30 天。

5. 西药口服

停塞来昔布胶囊,改硫酸氨基葡萄糖胶囊口服,每日 3 次,每次 0.5 g,修复关节软骨,连续服用 6 周。

并嘱患者行自我拿膝法按摩。

【随访】1 个月后随访,患者左膝疼痛消失,嘱患者少行楼梯,避免劳累及摔倒。

五、适宜技术

(一) 华伤 I 号熨疗方

1. 疗法简介

中医外治法具有悠久的历史和丰富的文献资料,是中医药文化宝库中一颗璀璨的明珠,中医伤科外治主要是随着中医伤科的发展而逐渐成熟。热熨法又称烫熨法,即是其中之一,是一种热疗方法,自古以来就在民间广为流传。自祖先在陶瓷钵内装上烧红的木炭,在人体疼痛的部位进行烫熨治疗开始,这种疗法已在我国应用有 5 000 年以上的历史。最早的文字记载始见于《素问·调经论篇》:"病在骨,焠针药熨。"《韩非子·喻老》:"疾在腠理,汤熨之所及也。"《素问·血气形志篇》:"形苦志乐,病生于筋,治之以熨引。"

传统中医理论认为,中药外治的作用机理在于从外引内,疏导内气,使内气和畅而达愈疾之功。吴尚先在《理瀹骈文》中指出:"外治之理即内治之理,外治之药亦即内治之药。所异者,法耳。"阐明了外治法和内治法的理论基础,两者用药同出一理,只是在用药的方式和给药途径上有所不同而已。人体若要健康无病,必须经络通畅,气血调和,阴阳平衡,而热熨通过温热刺激和药物协同效应,能畅通经络,调和气血,平衡阴阳,改变机体的病理状态。现代医学研究发现,热熨能使皮肤和皮下组织的细小血管扩张,从而改善局部和全身的血液循环,并减轻内脏充血。

热熨法是选用温经祛寒、行气活血止痛的药物,加热后用布包裹,热熨患处,然后在患者身上的特定部位来回移动或反复旋转按摩,借助其热力作用于局部,适用于不易外洗的腰脊肢体之新伤、陈伤。其法操作简便,适应证广,副作用小,对某些疾病有独特疗效,早在《普济方·折伤门》中就有"凡伤折者,有轻重浅深久新之异,治法亦有服食淋熨贴焙之殊"的记载。

华伤Ⅰ号熨疗方由华伤膝Ⅰ号熨疗经验方经10余年的临床衍化而来,其起源为骨伤科传统外治名方"海桐皮汤"。现主要由海桐皮、透骨草、伸筋草、威灵仙、川乌、草乌、桃仁、红花等20味中药组成,散寒祛风,利湿通络,活血定痛。前期研究已证实其对膝骨关节病疗效显著,安全性好。相关论文《华伤膝Ⅰ号熨疗治疗膝骨关节病103例》发表于2001年10月的《中医外治杂志》。本法目前已成为国家中医药管理局"十二五"重点建设项目(华东医院中医老年科)膝骨关节病优势病种的特色治疗措施,并已进行推广。在此基础上,华东医院伤外科团队申请了2013上海市科学技术委员会科研计划项目:华伤Ⅰ号熨疗方临床治疗寒痹证的异病同治研究(项目编号:13401907000)。

2. 适应证

符合中华医学会骨科学分会《骨关节炎治疗指南(2007年版)》和《上海市中医病证诊疗常规(2003年版)》中的适应证。

3. 禁忌证

(1)关节间隙显著狭窄或关节间形成骨桥连接而成骨性强直者。

(2)膝骨关节病有明显膝关节内外翻畸形及患肢有血管、神经损伤者。

(3)并发症影响到关节者,如膝关节肿瘤、类风湿、结核、化脓及关节内骨折等急性外伤者感染等。

(4)合并心血管、肝、肾和造血系统等严重原发疾病及精神病患者。

(5)妊娠期及哺乳期妇女。

4. 技术操作方法

药物组成:海桐皮30 g,透骨草30 g,威灵仙30 g,伸筋草30 g,生川乌15 g,生草乌15 g,羌活12 g,独活12 g,白芷12 g,川芎12 g,当归尾12 g,赤芍12 g,白芍12 g,桃仁12 g,红花12 g,莪术18 g,络石藤30 g,油松节12 g,甘松12 g,生甘草9 g。

制法:上列药味,共研碎成8目粗粉,合为一包。

用法：将药物粗粉装入 15 cm×20 cm 大小的棉布袋中,袋口封闭,将药袋置于锅内隔水蒸煮 10～15 分钟,取出药袋,稍候片刻用手背试温(以不烫伤为度),待患者自觉温度适宜后,将药袋直接放于患处皮肤热熨,外覆塑料薄膜及浴巾各一层,以取焖蒸之效。每次 20 分钟,每日 1 次。4 周为 1 个疗程。

功效：祛风湿,止痹痛,温经散寒,舒筋活血,通络止痛。

方解：方中海桐皮、透骨草、伸筋草、羌活、独活、油松节,功用祛风除湿,止痹痛。辅以威灵仙,味辛、咸,辛泄气,咸泄水,其性善走,能宣疏五脏,通行十二经络。生川乌和生草乌温经散寒止痛。络石藤功用舒筋活络,"善走经络,通达四肢",其舒节活络,宣通痹痛甚验。白芷,味辛、温,辛香之性,善发散;辛散风,温除湿,芳香通窍而发表。配伍当归尾、赤芍、桃仁、红花、川芎、莪术活血化瘀,血行风自灭。其中川芎为血中之气药。莪术,行气破血,消积止痛。另佐以白芍,柔肝缓中止痛。甘松,味辛、甘、温,主行气止痛。甘草调和诸药。本方以祛风湿、散寒止痛与活血通络兼顾,适用于跌打损伤后期,关节痹阻或风寒湿邪入侵,留着经络,气血不得宣通,而致痹痛之症。

(二) 整膝五步法

1. 疗法简介

中医药治疗尤其是手法(推拿、按摩)治疗以其安全、无创、有效,正日益受到临床医师的重视,亦为广大病患所乐于接受。《医宗金鉴·正骨心法要旨》曰："按其经络,以通郁闭之气,摩其壅聚,以散瘀结之肿。"手法治疗旨在促进局部血液循环,松解关节周围组织粘连、散瘀消肿以改善关节的活动范围,具有行气血、通经络、利关节、强筋骨之功效。

华伤整膝五步法治疗膝骨关节病适用于膝关节轻度肿胀,功能活动受限者。膝关节为众筋所聚,其主要功能依赖于其周围附着的肌肉、韧带功能。膝关节是下肢重要的负重关节,而其负重状态下各方向活动的灵活性要求极高,在骨骼结构完整的基础上,由肌肉、韧带、半月板、关节囊等经筋体系保障了关节活动中的稳定,西医的研究往往把这些结构分开研究,如半月板损伤、韧带损伤、肌肉功能障碍等,其必然会有片面性,而且随着临床对膝关节损伤的研究深入,发现其损伤多为复合性损伤表现,因此,笔者主张以中医的整体观来看待膝关节的整个经筋体系,整体治疗调整下肢的经筋体系的协调,对于膝关节的稳定有着极其重要的临床意义。

以手法、针灸等从经筋入手治疗膝骨关节病是华东医院伤外科的一项特色,可以很好地调整膝部经筋系统的协调及稳定状态,恢复膝关节的动态力学稳定,从而治疗及防止膝骨关节病的发生发展。从经筋入手的治疗理念也体现出了痿痹兼治的理念。在此基础上,华东医院伤外科团队申请了"上海市进一步加快中医药事业发展三年行动计划(2014～2016 年)"——"治未病"预防保健服务体系建设项目：理筋整膝五步法配合华伤 I 号熨疗方法干预轻中度膝骨关节炎(项目编号 ZY3-FWMS-1-1001-KYJS-04)。

2. 适应证

符合中华医学会骨科学分会《骨关节炎诊疗指南(2007年版)》和《上海市中医病证诊疗常规(2003年版)》中的适应证。

3. 禁忌证

(1) 关节间隙显著狭窄或关节间形成骨桥连接而成骨性强直者。

(2) 膝骨关节病有明显膝关节内外翻畸形及患肢有血管神经损伤者。

(3) 并发症影响到关节者,如膝关节肿瘤、类风湿、结核、化脓及关节内骨折等急性外伤者感染等。

(4) 合并心血管、肝、肾和造血系统等严重原发疾病及精神病患者。

(5) 妊娠期及哺乳期妇女。

4. 技术操作方法

每次20分钟,隔日1次。2周为1个疗程。

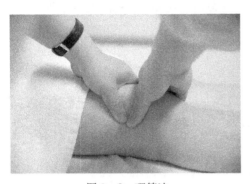

图3-2 理筋法

(1) 理筋法 ① 患者先取俯卧位,下肢伸直放松。治疗者以拿法、搽法分别施于大腿及小腿后侧约2分钟;以一指禅推法施于腘窝部约2分钟。② 患者再取仰卧位。治疗者一手持小腿远端,以另一手施拿法于腘窝及小腿内外侧约2分钟,放松整个下肢肌肉(图3-2)。

(2) 推髌法 患者取仰卧位,下肢呈半屈位。治疗者一手扶持患膝下部,用另一手拇指、示指分别按住髌骨上、下缘纵向推髌骨20次;然后用拇指及其余4指分别把住髌骨内、外缘横向推髌骨20次(图3-3)。

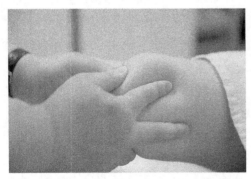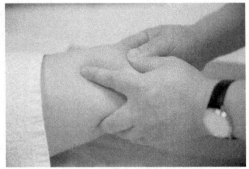

图3-3 推髌法

(3) 揉膝法 患者取仰卧位,下肢伸直放松。治疗者施拿法于大腿及小腿前内外侧约2分钟;然后用揉法施于膝关节及髌骨周围、内外侧副韧带、股四头肌腱处约3

老年膝骨关节病的中西医结合治疗

分钟,指力应循轻到重,使局部皮肤微微发热为宜(图3-4)。

(4) 拔伸法　治疗者双手握持小腿远端拔伸并持续3秒,力量以有膝关节牵开感为度,同时配合摇抖法松解患膝,反复3次(图3-5)。

(5) 屈伸法　治疗者屈伸膝关节至极限位(以患者能忍受为度),屈膝时配合膝关节内旋、外旋被动活动,伸膝时配合下肢纵向牵拉,反复3次(图3-6)。

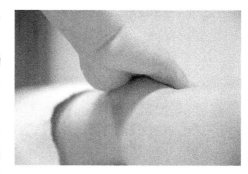

图3-4　揉膝法

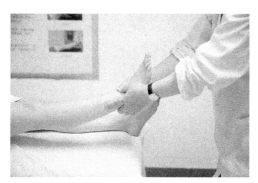

图3-5　拔伸法

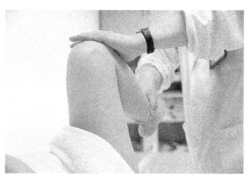

图3-6　屈伸法

(三) 华东医院院内外敷制剂

1. 儿茶膏

组成：儿茶 600 g,黄连 600 g,炒硼砂 300 g,赤石脂 300 g,制炉甘石 300 g,冰片 300 g,黄凡士林 3 600 g。

功效：清热消肿,凉血敛疮。

主治：① 阳证疮疡红肿热痛者,如疔疮痈疖、丹毒等体表感染性疾病、痛风急性发作等;② 骨关节炎局部红肿者;③ 慢性皮炎湿疹,红肿瘙痒渗出不多者。

2. 温通蠲痹膏

组成：生川乌 108 g,天南星 108 g,附子 108 g,青风藤 108 g,独活 108 g,木瓜 108 g,羌活 108 g,朱砂 68 g,雄黄 68 g,红花 68 g,丁香 68 g,干姜 40 g,乳香 68 g,没药 68 g,当归 108 g,肉桂 20 g,辛夷 24 g,川芎 68 g,透骨草 108 g,樟脑 68 g,黄凡士林 2 400 g。

功效：温经通络,祛风止痛。

主治：风寒湿浸注关节,肢体痹痛或骨折、脱位、伤筋后期关节屈伸不利。

3. 大黄消瘀膏

组成：木瓜 60 g,大黄 150 g,土鳖虫 30 g,没药 30 g,乳香 30 g,栀子 30 g,蒲公英 60 g。

功效：活血化瘀，消肿止痛。

主治：骨折、脱位、伤筋等急性期局部肿胀疼痛剧烈者。

4. 金黄散

组成：天花粉 5 000 g，大黄 2 500 g，片姜黄 2 500 g，黄柏 2 500 g，白芷 2 500 g，厚朴 500 g，苍术 500 g，陈皮 500 g，甘草 500 g，天南星 500 g。

功效：清热解毒，消肿止痛。

主治：热毒瘀滞肌肤所致疮疖肿痛，症见肌肤红、肿、热、痛，亦可用于跌打损伤。

5. 玉露散

组成：木芙蓉叶。

功效：清热，消肿。

主治：痈疽疔疮，丹毒，脓肿，局部红肿热痛等病症。

第四章 膝骨关节病的预防与康复

第一节　膝骨关节病的预防

膝骨关节病发病缓慢,常超过 10 年,甚至 15 年,在这期间一直影响着患者的生活和工作。过去,许多患者不得不忍受着病痛的折磨,医疗人员也消极地认为疼痛及残疾是膝骨关节病和衰老所致的必然结果。在绝大多数情况下,只是被动地等待着最终的关节"死亡",然后进行人工膝关节置换。现在,膝骨关节病已经被认为是一种慢性疾病,可以按照慢性疾病的标准进行预防。

一、膝骨关节病的相关危险因素

膝骨关节病发病、进展和症状相关危险因素虽然有所不同,但会有所重叠。而且,相同危险因素在膝骨关节病发病、疾病进展过程中所起的作用也可能不同,因此,膝骨关节病发病、进展和症状相关危险因素研究分别进行介绍。

(一)膝骨关节病发病的危险因素

1. 遗传因素

膝骨关节炎是一种多基因遗传易感性疾病。英国谢菲尔德大学 Eleni 等应用英国国家生物样本库,从 1 650 万样本筛选出 3 万名骨关节炎患者和近 30 万名健康人士进行了对照研究,发现 9 个遗传基因与骨关节病有关,其中 5 个基因表达与正常基因明显不同,3 个基因与影像学表现有关,膝骨关节病和髋骨关节病有 88% 的遗传因素相同。过去几年中,通过孪生子、同胞配对和种族隔离等方法进行了许多研究。目前,研究的重点在于遗传因素对于关节软骨量和其他关节和关节周围组织特征的影响。经典的孪生子研究显示遗传因素对于股骨、胫骨、髌骨和全部关节软骨量的影响分别为 61%、76%、66% 和 73%。在一个纵向研究中,对于膝骨关节病进行人工膝关节置换的患者,同胞之间遗传因素对内外侧关节软骨量的影响因素占 73% 和 40%,对内外侧软骨大小的影响占 20% 和 62%,对内侧软骨缺损的影响占 98%,对肌肉力量的影响占 64%。

2. 先天性和获得性关节畸形

局部环境可以影响关节的外形,将会增加局部关节软骨受力,导致膝骨关节病的发生。微小的、没有症状的解剖结构改变也与膝骨关节病密切相关。许多软骨下骨损伤没有明显症状,可以自愈,也可以逐渐发展,导致关节畸形、软骨损伤等。

下肢力线异常可能是发育性的,也可能是新发的。Multicenter Osteoarthritis

研究发现存在或新发膝关节内翻畸形志愿者内侧间室软骨下骨磨损的比值比分别为2.9(95% CI 2.1～4.0)和1.9(95% CI 1.2～2.9),而存在或新发膝关节外翻畸形出现外侧间室软骨下骨磨损的比值比分别为4.5(95% CI 2.8～7.1)和2.1(95% CI 1.1～4.1)。

3. 衰老

随着年龄的增加,膝骨关节病的发病率也明显增加。尽管没有症状,膝骨关节病的发生实际上很早就开始了。衰老的关节软骨改变了软骨细胞的功能和组织性能,并对细胞因子和生长因子做出不同的反应。另外,随着年龄的变化关节的保护因素,神经和力学机制都会改变,可表现为本体感觉障碍、内外翻松弛、半月板不完整和肌肉力量降低等。虽然没有原因解释,但是这种变化女性更明显。

在Chingford纵向研究中(女性,平均年龄54.1岁),3组中年龄最高组的膝骨关节炎的发病率明显增加(优势比2.41,95% CI 1.11～5.24)。本研究校正了子宫切除、雌激素替代疗法、吸烟、体力活动、疼痛、社会阶层、身高和体重。年龄增大后危险因素的影响随之变小。在Framingham研究中,年龄对于膝骨关节炎没有影响,本研究的患者的初始年龄为70.5岁。

4. 关节损伤

创伤可以导致膝骨关节病的发生,无论是原发损伤的影响(如直接伤及关节软骨),还是继发损伤了膝关节的减震组织而导致的关节软骨的应力增加。Toivanen等通过22年临床观察发现膝关节损伤是膝骨关节炎发病的重要影响因素(比值比5.1,95% CI 1.4～19.0)。Gelber等在36年的中期随访中,青少年时期有膝关节损伤的患者,在65岁时累计的膝骨关节炎的发病率为13.9%;而没有损伤史的患者的膝骨关节炎的发病率为6.0%(相对危险系数2.95,95% CI 1.35～6.45)。膝关节损伤可导致继发骨关节炎的发生(相对危险系数5.17,95% CI 3.07～8.71)。

5. 职业体力劳动

正常关节软骨和其他组织需要有规律的关节负载。如果关节负载过度或使用频率太高,超过关节所能承受的限制,将会导致膝骨关节病的发生。Toivanen等通过22年临床观察发现重体力劳动是膝骨关节炎发病的重要影响因素(比值比18.3,95% CI 4.2～79.4)。膝关节高屈曲度运动也可增加膝骨关节病发病的概率。

职业运动员、重体力劳动者,或长期需要半蹲或蹲位工作者,易引起膝骨关节病的发生。Alentorn-Geli纳入17项研究(n=114 829人)进行Meta分析,发现跑步的强度与膝骨关节炎的发病密切相关,高强度者(竞技跑步者)明显高于对照组;两者均明显高于健身跑步者,这说明职业体力劳动所导致的膝骨关节炎高发生率与膝关节的负荷密切相关。膝骨关节病的预防需要适当运动,既不能运动量过高,也不能缺乏运动。

6. 非职业的体力活动

精英运动员(包括国家级和国际级水平)不同部位的膝骨关节病的发病率明显升高,而且不能用明显的损伤解释,流行病学研究发现平时的跑步和较重的复合体力活动都不会增加膝骨关节病的发病率。在一项跑步运动员的纵向研究中,Lane等应用美国风湿病学会标准诊断发现73位参加者中4位运动员和5位对照组志愿者在5年后被诊断为膝骨关节炎。Panush等也发现在17位跑步运动员(53%是马拉松运动员)与对照组相比,膝骨关节炎的发病率并没有明显差别。Framingham研究发现习惯性的体力活动(通过加权和总合不同运动的每日参与时间),并不能预测骨关节病的发生情况。在Chingford人群的纵向研究中,单侧膝骨关节炎患者的对侧膝骨关节炎的发病率与体力活动没有相关性,而且与整个人群的发病率也无关。

7. 超重/肥胖

Toivanen等研究发现超重(BMI $25 \sim 29.9 \text{ kg/m}^2$)和肥胖(BMI$\geqslant 30 \text{ kg/m}^2$)较体重正常(BMI$<25 \text{ kg/m}^2$)志愿者的发病率明显升高(比值比1.7,95% CI 1.0~2.8;比值比7.0,95% CI 3.5~14.1)。在Framingham队列研究中,通过体重(平均年龄37岁)可以预测36年后膝骨关节炎的发病情况。调整年龄因素后,5组中最重的一组与最轻三组导致膝骨关节炎发病的危险系数比是:女性2.07(95% CI 1.67~2.55),男性1.51(95% CI 1.14~1.98)。10年前BMI降低的两组人群,降低了膝骨关节炎的发病率(优势比0.46,95% CI 0.24~0.86)。在Chingford人群的纵向研究中(女性平均年龄54岁),体重最重的1/3人群,子宫切除术、雌激素替代疗法、体力活动、膝关节疼痛和社会阶层等因素校正后,膝骨关节炎的发病率明显升高(优势比2.38,95% CI 1.29~4.39)。在Chingford人群的研究中,46% BMI较高的膝骨关节炎患者,2年后对侧关节发生膝骨关节炎的概率增加10%。Multicenter Osteoarthritis通过对2 623位志愿者(5 159侧膝关节)30个月的观察发现肥胖(BMI $30 \sim 35 \text{ kg/m}^2$)和超胖(BMI$>35 \text{ kg/m}^2$)较体重正常(BMI$<25 \text{ kg/m}^2$)志愿者膝骨关节炎发病危险系数分别为2.4和3.2($P<0.001$),且下肢力线不能改变这种趋势。Osteoarthritis Initiative研究发现关节软骨损伤与体重指数密切相关,肥胖患者(BMI$\geqslant 30 \text{ kg/m}^2$)损伤程度是非肥胖患者的2倍多,而且3年观察期内肥胖患者新发损伤更多($P=0.039$)。Health ABC研究发现有影像学表现的膝骨关节炎患者($n=858$)体重指数明显高于无影像学表现者(30.2 vs. 26.8 kg/m^2,$P<0.001$)。

8. 骨密度

在Rotterdam人群的研究中,研究膝骨关节炎患者股骨颈骨密度增加3%~8%,而且只有在女性中有显著性差异;2年后重复进行骨密度检测显示膝骨关节炎患者的骨丢失较快。原则上,骨密度的下降可能是由细胞因子介导或减少运动的结果。在Tecumseh人群的纵向研究中,发生膝骨关节炎的女性患者骨密度(掌骨皮质区域)可能更高,但这些患者一段时间后也会有较多的骨丢失。

Franingham 和 Chingford 交叉研究发现膝骨关节炎患者有 $5\%\sim10\%$ 的骨密度增高。有几项研究支持膝骨关节炎的患者在轴向和周围的骨量均增加。然而,一些研究发现骨质疏松者出现膝骨关节炎的概率较高,膝骨关节炎患者常伴有骨质疏松。目前这方面的研究还有不少的争论。

9. 雌激素缺乏

雌激素可以直接作用于关节软骨,或者通过影响骨或关节的其他部分而影响膝骨关节病的发生。临床观察发现绝经后妇女应用雌激素替代疗法可以降低膝骨关节病的发病率。在许多研究中,两者之间的联系并没有达到统计学意义。然而,在方向和大小上所有的结论都是相似的,所以认为雌激素有一定的保护作用。在 Framingham 人群的纵向研究中,过去应用雌激素替代疗法者与从来没有应用者相比,为 0.8(95% CI 0.5~1.4),目前正在应用雌激素替代疗法者与从来没有应用者相比,为 0.4(95% CI 0.1~3.0),这些研究都经过了年龄、BMI、股骨颈骨密度、体力活动、体重变化、膝关节损伤、吸烟和 Kellgren-Lawrence 分级校正。相似的是,在 Chingford 人群的纵向研究中,雌激素替代疗法可以预防膝关节骨赘的发生。一项观察性研究发现雌激素替代治疗能显著改善膝骨关节炎的严重程度,但治疗超过 12 个月的治疗效果显著降低。还有研究表明雌激素治疗时间超过 5 年,软骨细胞体积会增大,明显增加膝关节置换的概率。应用 MRI 检查的交叉研究显示女性应用雌激素的关节软骨量比不用的多,胫骨关节软骨量增加 7.7%,而且这种差异经绝经年数、BMI、绝经年龄、吸烟校正后仍存在(校正的差异为0.30,95% CI 0.08~0.52)。

10. 肌肉力量的变化

Multicenter Osteoarthritis 研究发现股四头肌肌力降低与症状性膝骨关节炎的发病密切相关。Health ABC 研究($n=858$)发现有影像学表现的膝骨关节炎患者,由于体重指数明显高于无影像学表现者($30.2\ kg/m^2$ vs. $26.8\ kg/m^2$,$P<0.000\ 1$),所以大腿肌肉量也明显较高($117.9\ kg/m^2$ vs. $108.9\ kg/m^2$,$P<0.000\ 1$),但校正后单位横截面积肌肉所产生的最大力矩则明显降低($P<0.001$),且有影像学表现的膝骨关节炎患者,无论是否有疼痛症状,其单位面积肌肉收缩力矩均高于无影像学表现且无疼痛者($P<0.001$,$P<0.05$)。研究中发现有影像学表现的疼痛患者的股四头肌横截面积与正常志愿者之间相比也有明显降低($P<0.01$),但其单位面积收缩力矩则没有明显变化。Osteoarthritis Initiative 研究发现股四头肌外、内侧头横截面积的比值升高,则关节软骨 T_2 弛豫值将低于正常,提示股四头肌内外侧头的不平衡,将会影响关节内的应力分布,从而会影响关节软骨代谢,诱发膝骨关节炎。另外,股四头肌肌力变化还与髌股关节的关节软骨及软骨下骨损坏密切相关。Hinman 等通过临床对比研究发现膝关节内侧间室骨关节病患者较正常老年人髋关节的屈、伸、内收、外展及内、外旋转肌群肌力均明显下降。Multicenter Osteoarthritis 研究也发现髋关节周围肌群肌力变化与症状性膝骨关节炎的发病密切相关。

（二）影响膝骨关节病进展的危险因素

1. 营养

血清维生素 D 水平低与关节间隙的丢失及骨赘的形成密切相关。维生素 D 摄入低(优势比 4.0,95% CI 1.4～11.6)和血清维生素 D 水平低(优势比 2.9,95% CI 1.0～8.2),膝骨关节病发展的危险增高。

摄入中高剂量维生素 C 的患者膝骨关节病进展的危险性降低了 3 倍,尤其可以降低关节间隙变窄的危险性。高剂量维生素 C 摄入的患者,疼痛情况也较轻(调整后的优势比 0.3,95% CI 0.1～08)。

2. 膝内外翻畸形

膝关节的力线(髋、膝、踝角可以应用下肢全长片测量)可以是内翻、外翻或正常。在膝骨关节病生物力学研究中,膝内翻可使膝关节内侧间室骨关节病进展的危险增加 4 倍(优势比 4.1,95% CI 2.2～7.6);膝外翻可使膝关节外侧间室骨关节病进展的危险增加(优势比 4.9,95% CI 2.1～11.2)。经过 18 个月的随访,膝内、外翻还可以影响髌股关节。膝内翻可以增加髌股关节骨关节病的进展的概率,并且仅发生于髌股关节的内侧部分(优势比 1.85,95% CI 1.00～3.44),膝外翻可以增加髌股关节骨关节病进展的概率并且仅发生于髌股关节的外侧部分(优势比 1.64,95% CI 1.01～2.66)。在一项以 MRI 检查为基础的研究中,Cicuttini 等发现每增加 1° 的膝内翻,就可以增加股骨内侧软骨量平均17.7 μL 的丢失(95% CI 6.5～28.8),胫骨内侧软骨量的丢失与此相似;每增加 1° 的外翻,胫骨外侧软骨量丢失 8.0 μL(95% CI 0.0～16.0)。通过 30 个月的1 307 侧膝关节(950 位志愿者)的观察,Multicenter Osteoarthritis 研究发现膝关节内翻畸形与内侧间室骨关节病的进展相关(校正比值比 3.59,95% CI 2.62～4.92),膝关节外翻畸形与外侧间室骨关节病的进展相关(校正比值比 4.85,95% CI 3.17～7.42)。

膝关节外翻时各间室的力学分布比内翻时平均。因此在膝骨关节病生物力学研究中,膝内翻较外翻严重。另外,BMI/内侧间室骨关节炎的严重程度的关系在经过内翻校正后明显减少。力线校正后,BMI 的影响也被最近的一项研究所证实,中度力线不正的患者,BMI 可以促进膝骨关节炎的发展(优势比 1.23/增加 2 个单位的 BMI,95% CI 1.05～1.45),而中立位的膝骨关节炎则没有发现此种变化。这些研究均说明,力线不正改变了体重在膝关节内、外侧间室的分布,从而影响了膝骨关节炎的发展。

3. 肌肉力量

在疾病进展过程中,股四头肌历来是研究的重点。股四头肌肌力训练治疗膝关节膝骨关节病已经被广泛应用。几个交叉和短期研究已经证明通过股四头肌肌力训练可以有效地缓解膝骨关节炎的疼痛症状和改善功能。研究发现,在没有膝骨关节炎的人群中检测其股四头肌肌力,当有部分患者发展为膝骨关节炎后,发现患者初始的肌肉力量较没有发展为膝骨关节炎的患者的初始肌肉力量少 18%,提示股四头肌对于膝关节有保护作用。Palmieri Smith 等通过 X 线及 MRI 检查发现女性股四头肌肌力与膝关节骨关节炎的严重程度有关。30 个月的 Multicenter Osteoarthritis 研究发现女性的股四头肌肌力减退可以使关节间隙进一步狭窄,加重骨关节炎的病情。Osteoarthritis Initiative 研究($n=659$)发现通过 WOMAC 评分严重程度分级后,膝骨关节炎患者股四头肌肌力明显降低,症状最重和较重患者分别降低了 18%($P<0.001$)和 9%($P=0.03$)。Health ABC 研究发现股四头肌横截面积的减小与膝骨关节炎的进展相关。然而有一项研究中发现,在患肢存在力线不正或关节松弛的情况下,股四头肌肌力的增加反而会增加骨关节病进展的危险性,因此,股四头肌肌力的训练要有针对性,并不适合所有的患者。

一项历时 18 个月的研究发现,髋关节外展肌力有保护同侧膝关节内侧间室的作用。髋关节外展力矩每增加一个单位,将降低膝关节内侧间室骨关节病进展危险 50% 的概率。且经过各种潜在影响因素校正后,这种趋势仍然存在。髋关节外展肌是外展力矩的最主要动力来源。在步态支撑相过程中,髋关节外展肌力下降会使对侧骨盆过度下降。为维持躯干的直立,髋关节内收,膝关节偏离中立位,过多的载荷集中在膝关节内侧间室,进一步加重膝骨关节病的病情。为此,临床上已经开始进行髋关节外展肌力训练的相关研究,初步证实其可以明显缓解膝骨关节病相关症状。

4. 内翻延伸

内翻延伸是指当负重行走时动态内翻加重,当不负重时,则内翻减轻,这种情况是代表膝关节周围韧带松弛,是膝关节失稳的重要指标。Chang 等进行了一个 18 个月的研究,步态分析中发现内翻延伸的存在使膝关节内侧间室骨关节病的进展危险增加 4 倍(95% CI 2.11~7.43)。在膝关节检查中发现,存在内翻延伸则使膝骨关节病进展的危险增加 3 倍,说明动态的内翻延伸等于或高于静态的内翻所致的膝骨关节病的进展的危险性。理论上,内翻延伸对膝骨关节病的影响可能是通过改变膝关节动态的稳定性,或者是急速增加通过内侧间室的载荷所致。

(三)膝骨关节病相关疼痛和躯体功能降低的危险因素

伴随膝骨关节病发生与发展的危险因素的研究逐渐深入,研究学者已经发现了一些膝骨关节病功能障碍的影响因素。许多研究的重点在于功能障碍,应用自我评价或特殊功能检测,很少有致残的研究,如特殊的活动、社会和文化背景等。有几个因素已经被确定为会对患者的功能状态产生影响,包括肥胖、合并症、抑郁状态、缺少社会的帮助和体力活动减少。

老年关节炎观察研究中应用 MRI 检查发现关节软骨损伤与疼痛密切相关。Multicenter Osteoarthritis 研究中应用相似方法发现骨损伤及滑膜改变与疼痛显著相关。这两个研究与笔者课题组通过组织病理学方法所观察到的结果一致,滑膜炎症和关节软骨损坏程度均与膝骨关节病症状密切相关。膝关节的 X 线片表现也与疼痛等症状有一定的相关性,其中关节间隙狭窄比骨赘更能反映患者的疼痛。笔者最近应用平均关节间隙测量的方法也发现关节间隙狭窄可以反映患者的疼痛及功能状况。软骨下骨骨髓水肿和关节腔积液也与膝骨关节炎的疼痛密切相关。

在老年人关节炎观察研究中,有的膝关节疼痛患者自我效能可以影响患者自我报告和爬楼梯的检测结果。膝骨关节病生物力学研究与此相似,自我效能较好的患者与较差的患者相比,可以使 3 年后 WOMAC 评分和椅子试验结果变好(优势比为 0.79/5,95% CI 0.67~0.93;优势比为 0.78/5,95% CI 0.62~0.97),年龄、BMI、疼痛的严重程度、肌肉力量和精神状态没有影响。在这个研究中,膝关节疼痛及其与 18 个月后疼痛的变化程度都可以预测膝关节 18 个月后的功能状况。目前还没有长期的有关疼痛变化与功能障碍关系的研究资料。在 Observational Arthritis Study in Senior (OASIS) 研究中,步行和转换过程中膝关节疼痛的程度可以预测患者在爬楼梯和上下汽车时的膝关节功能障碍程度,而不是自我报告的功能变化。这种联系通过自我效能和自我效能的肌力的干扰因素校正后不再明显。在膝骨关节病生物力学研究中,肌力/功能状态的关系经自我效能矫正后也不再显著。

在膝骨关节病生物力学研究纵向研究中,其他与膝骨关节病功能状况有关的因素还有年龄,内、外侧松弛,内、外翻畸形,社会支持力度和 SF-36 精神状况得分。年龄可以预测椅子试验的得分,并且在随后的 4 年的观察中增加丢失活动程度的危险。有关抑郁状态对功能状况的影响(并不局限于关节病)已经由 Ormel 等总结,已有交叉研究证明了其对膝骨关节病功能状况的影响。

总之,这些研究说明肌肉力量、膝关节疼痛程度和功能状况与膝骨关节病关系密切。疼痛可以明显减少最大收缩力,从而导致功能障碍。螺旋式加重的疼痛、肌力减退和自我效能的降低可以减少患者的活动。支持这种假设的有膝骨关节病患者有疼痛的比没有疼痛的肌肉力量下降更多;在 OASIS 研究中,在评价功能影响时发现肌肉力量和疼痛相互影响,肌肉力量与自我效能也相互影响。

二、预防干预策略

膝骨关节病的预防就是有效减少导致膝骨关节病发生、发展的危险因素,尤其是可改变和潜在可改变危险因素(表 4-1)。一级预防旨在通过降低发病风险,改变不良行为,阻止膝骨关节病的发生。在青春期预防膝关节损伤和肥胖是预防膝骨关节病的典型策略。二级预防包括发现和治疗已经处于风险中的个人,预防危险因素使疾病进一步地发展。与膝骨关节病有关的预防包括监测体重,并进行适当的运动训练。

表4-1 膝骨关节病危险因素分类

可改变危险因素	潜在可改变危险因素	不可改变危险因素
肥胖	创伤	年龄
肌力减退	本体功能减退	性别(女性)
重体力劳动	生物力学因素(如关节松弛)	遗传因素
制动		发育因素(如畸形)

1. 减重/监测体重

尽管证据表明大量的减重措施在个体降低体重水平上是很有效的,但在群体水平上却是无效的。究其原因主要是,临床试验结果表明大量干预措施能在中短期内降低体重,却很难维持。饮食控制已被证明能够减轻体重,但是饮食中的营养素(蛋白质、碳水化合物和脂肪)对体重的影响较小。对于肥胖的并发症,如糖尿病和心脏病——营养素的作用可能比较重要。关于减肥,节食比仅仅运动更有效,特别对于女性,但是锻炼也必不可少,所以饮食和运动经常结合在一起。

使用认知行为疗法的干预可以明显减轻体重并且不需要密集治疗。互联网和社会媒体正在提高这些技术的可行性,使它们能被不同的超重人群所使用。目前的减肥干预金标准是减肥手术。这种技术具有明显的减肥效果并且能够长期保持。

虽然采用一些措施可以实现短期减去 7%～10% 的体重,但体重的长期维持是很困难的。高达 50% 的人在减重后的 12 个月内出现反弹。在糖尿病预防计划中,50% 的人在 6 个月内体重减轻了 7%,但是只有 38% 的人在平均 2.8 年内维持住了这个体重。许多因素与体重的维持有关,其中一些是不可逆的,而其他的可以改变的因素应在设计减肥策略时考虑到。

2. 关节损伤的一级预防

在一项对 27 000 位膝关节损伤患者的数据进行 Meta 分析时发现,神经肌肉及本体感觉训练可以有效预防大约 50% 的前交叉韧带损伤。这些训练一般每次需要 10～20 分钟,每周 2～3 次。训练前通常包括对高风险姿势的宣教。无论是短期还是长期的疗效都高度取决于对训练的依从性。在挪威,特定干预时期会让物理治疗师而不是教练来训练女性手球运动员,长期坚持神经肌肉训练来预防损伤。然而当干预时期结束,损伤率又开始增加,甚至增长至干预措施开始前的水平。于是,一场以国家主要城市运动队教练和经纪人为目标的宣讲活动开展起来。这场运动包括教育性的DVD 光盘、介绍运动专项训练的网站及其他一系列的活动,持续超过了 10 年。手球队中的前交叉韧带损伤的发生率得到控制,并且降至最初干预时期水平之下。在运动中,教练的许多选择都决定着运动员的损伤风险,因此由教练实施损伤预防训练可以提高效果。

3. 关节损伤的二级预防

二级预防的主要目标群体是患有膝关节损伤或者做过关节手术的患者。尽管不同的患者患膝骨关节病的病因不同,但有一个共识就是膝骨关节病是一个生物力学相关的疾病,因为证据发现存在关节损伤和(或)手术的患者,其关节结构受到影响,变得不稳定和更加脆弱,更容易发展为膝骨关节病。

除了实现健康生活方式的建议,包括保持健康的体重和定期身体活动,对那些由于受伤或手术而可能患膝骨关节病的患者应采取生物力学的干预来提高关节的稳定性及降低疼痛。神经肌肉训练可以预防损伤。这种训练主要基于生物力学原理,作用于感觉运动系统,稳定运动中的关节。神经肌肉训练如有氧训练及力量训练也可有效减缓患者的疼痛。

运动疗法的目的旨在恢复正常的骨骼肌功能或者减轻由疾病或损伤造成的疼痛。神经肌肉力量训练可以有效改善膝骨关节病所伴随的关节周围肌群无力,并能缓解疼痛,改善患者的功能状态,对于膝骨关节病所致的功能障碍有很好的预防作用。神经肌肉训练比单纯应用力量训练能更好地改善前交叉韧带损伤后的治疗效果。神经肌肉训练已经是前交叉韧带康复的主要组成部分。一项随机对照试验对 45 名中年患者进行研究,这些患者都是膝骨关节病高风险人群并做过部分半月板切除术。研究发现神经肌肉力量训练能够提高软骨基质的含量。一项在成年人群进行的随机对照研究中发现,早期前交叉韧带重建术和康复治疗的个体与那些选择性延迟前交叉韧带重建术仅康复治疗的人群相比,他们在疼痛、其他症状、功能、生活质量、回归运动、2 年或 5 年患 X 线表现的膝骨关节炎的患病率等方面并没有什么差异。

另外,矫形鞋垫、支具等康复工程技术也用到了膝骨关节病的预防中。相关研究表明,康复工程技术可以改善膝关节的受力情况,预防关节损伤及膝骨关节炎的发生和发展。

4. 个性化的预防措施

动机和坚持是改变生活方式的关键因素。最终实现健康的生活方式的关键在于个人。调查显示,大部分的人愿意做出所需的变化。相较于很少与患者积极互动的临床医生,拥有积极态度和信念及花费时间去研究患者的临床医生可能更成功地改变患者的生活方式。然而,这种方法是非常消耗时间的,并且不适用于繁忙的工作环境。对患者进行宣教、自我管理的方法是个非常具有吸引力的选择,其内容包括告知患者处于风险中的疾病及疾病的早期症状和可用的治疗选择的利弊、效果和预后。

患者教育通常是以小组的形式促进参与者之间的互动,但个人也可通过互联网,共享决策工具,使患者、护理人员和临床医生有共同参与护理路径的机会。可提高多种教育方案供患者去选择,使患者拥有一个个性化的教育。患者的激励因素包括社会的支持、由专业人士实施的有组织的训练、运动伙伴的促进、熟悉锻炼任务等。

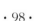

第二节 膝骨关节病的康复

膝骨关节病是导致关节疼痛和运动功能障碍的最常见疾病，发病率和致残率逐年升高。美国风湿病学会、欧洲风湿病联合会、美国老年学会、国际骨关节炎研究学会、中华医学会风湿病学分会和骨科学分会等均提出了各自的膝骨关节病防治指南，并不断修正。这些指南均认为康复治疗是药物治疗和手术治疗的基础，对于初次就诊且症状不严重的膝骨关节病患者，运动疗法是首选的治疗方法。

一、康复评定

膝骨关节病患者的治疗目的，是控制疼痛和其他症状，减少功能障碍，指导患者及其家人了解该疾病和治疗情况。为此，膝骨关节病的康复评定需要对患者的疼痛情况、关节运动功能情况、患者的日常生活活动能力和心理状况等进行全面评估。

（一）疼痛评定方法

疼痛是膝骨关节病的主要临床表现，也是患者就诊的主要原因。膝骨关节病所导致的疼痛将会导致肌肉抑制，运动链的部分疼痛将会影响整个运动链，疼痛的存在还会使中枢神经系统改变肌肉激活的类型和次序，影响功能恢复。

常用的评定方法包括视觉模拟评分法、数字等级评定量表、语言等级评定量表、Wong‐Baker 面部表情量表。

视觉模拟评分法：取一条长 10 cm 的标尺，一端标示"无痛"，另一端标示"剧痛"，患者根据疼痛的强度标定相应的位置（图 4‐1）。

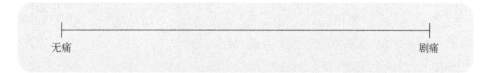

无痛　　　　　　　　　　　　　　　　　　　　　　　　剧痛

图 4‐1　视觉模拟疼痛评定方法

数字等级评定量表：用"0～10"数字的刻度标示出不同程度疼痛强度等级；"0"为无痛，"10"为最剧烈疼痛；"4"以下为轻度痛，"4～7"为中度痛，"7"以上为重度痛（图 4‐2）。

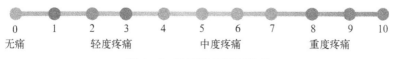

0　　1　　2　　3　　4　　5　　6　　7　　8　　9　　10

无痛　　　　轻度疼痛　　　　中度疼痛　　　　重度疼痛

图 4‐2　数字等级评定量表

语言等级评定量表：将描绘疼痛强度的词汇通过口述表达出来（图4-3）。

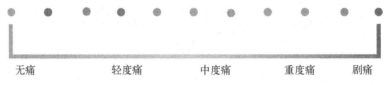

无痛　　　　　　轻度痛　　　　　中度痛　　　　　重度痛　　　　　剧痛

图4-3　语言等级评定量表

Wong-Baker面部表情量表：由6张从微笑、幸福至流泪的不同表情的面部象形图组成，这种方法适用于交流困难者，如儿童（3～6岁）、老年人、意识不清或不能用言语表达的患者（图4-4）。

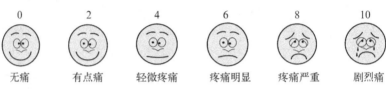

无痛　　　有点痛　　轻微疼痛　　疼痛明显　　疼痛严重　　剧烈痛

图4-4　Wong-Baker面部表情量表

（二）运动功能评定

1. ROM测量

ROM是指关节运动时所通过的最大运动弧，又称为关节活动范围。正常ROM是肢体灵活运动的基本条件，因此，ROM是膝骨关节病评定的重要内容。目前，临床上除采用传统量角器测量外，还出现了许多自动化的ROM测量仪，但其均以传统量角器测量法为基础。

（1）ROM检查的目的　①确定ROM受限的程度；②通过检查发现影响ROM的原因；③指导治疗及康复方法的选择；④作为治疗和康复前后的评测手段。

（2）ROM种类　①主动ROM：受检者在不需要外力的帮助下能够完成的关节活动范围；②被动ROM：在外力帮助下能够完成的关节活动范围。在ROM测量过程中一般先检查主动ROM，后检查被动ROM。

（3）ROM异常的原因　ROM减小的原因：①关节内因素，包括骨结构异常、滑膜或关节软骨损伤、积血、积液等；②关节外因素，包括关节周围软组织粘连、瘢痕等。ROM增大的原因：关节周围韧带的断裂、松弛，肌肉无力、瘫痪等。肌肉因素对主动和被动ROM的影响：肌力降低将会明显影响主动ROM，但对被动ROM影响不大；肌张力变化不仅会影响主动ROM，其也会增大或减小被动ROM。

（4）ROM的测量与记录　最常用的方法为中立位法（解剖0°位法），即将解剖学中立位时的肢体位置定为0°。测量ROM时应当首先将量角器的轴心与关节的运动轴心对齐，然后，按照解剖标志放置量角器的固定臂与移动臂，随着关节远端肢体的移动，测量移动臂自解剖中立位到关节活动终点所通过范围的角度,并从量角器刻度盘上读出 ROM 度数。正常情况下做双向运动的关节应当将属于某个运动轴的两向运动同时记录,如 135°(前屈)～45°(后伸),由于病变而只能进行单向运动时,受限方向的运动范围记录为"无"。当被测量者的某关节出现非正常过伸情况时,可用"一"标记;不同关节的 ROM 测量方法及正常值见附表3。

2. 肌力评定

肌力即肌肉收缩所产生的牵拉力,是关节运动的动力来源。影响肌力的因素不仅涉及肌肉本身,而且还与神经系统密不可分。肌力检查的内容有广义和狭义之分,广义肌力检查应当包括肌肉容量、肌张力和狭义肌力的检查,一般临床上所指的肌力检查多是指狭义的肌力检查。

(1)肌力检查的内容 ① 肌肉容量,观察肢体外形有无肌肉萎缩、挛缩、畸形。测量肢围(周径)时,应根据患者具体情况,选择合适的体位,规定测量的部位(一般测量肌萎缩时取肌腹部位)。② 肌张力,在静止状态时肌肉保持一定程度的紧张度称为肌张力,是人体维持直立和完成协调运动的基础。③ 肌力,为肌肉主动收缩时所产生的力。临床上检查时往往固定关节的近躯干端,根据远躯干端的运动情况间接反映肌肉收缩所产生的力的大小。肌力检查内容应当包括肌肉主动运动时的力量、速度和幅度。

(2)肌力检查方法与评定标准 关节外科康复常用的肌力检查方法为徒手肌力检查法(mallual muscle test)。该法简便易行,是 Lovett 于 1916 年首先提出的,具体操作陆续改进,并衍生出多种方法,但原则未变,至今仍被临床所广泛应用。检查者可根据用手触摸或用眼看到的肌肉收缩、肢体主动运动的范围和力量,来判断该肌肉的收缩功能。

1)检查方法:在做肌力检查时,要取标准体位,受检肌肉做标准的测试动作。固定受检查肌肉附着肢体的近端,放松不受检查的肌肉,首先,在承受重力的情况下观察该肌肉完成测试动作的能力,然后,根据测试结果决定是否由检查者施加阻力或助力,并尽可能达到最大的运动范围,进一步判断该肌肉的肌力。徒手检查时就应该熟悉受检肌肉的起止点,肌肉与所支配的关节之间的位置关系和肌纤维走行方向,了解正常肌肉收缩时所产生的肢体运动方向。除此以外,还需了解在产生膝关节运动时主动肌、固定肌、拮抗肌和协同肌的关系,特别要了解协同肌可能产生的替代作用,并注意避免。测定时的阻力必须为同一强度,并且持续给予。原则上抗阻测试不能应用于两个关节以上,即阻力只能施加于被测肢体的远端。被检者也应了解正确的动作,加以配合,以免产生不准确的结果。检查时应两侧对比,观察和触摸肌肉、肌腱,了解收缩情况。测试过程中要耐心指导患者进行被检测肌肉(或肌群)的收缩运动,必要时检查者可先做示范动作。

2)检查结果及记录:目前临床上常用的徒手肌力检查法评定标准有 Lovett 分级法(附表 4)和 MRC 分级法(附表 5)。MRC 分级法是在 Lovett 分级法的基础上,当认为肌力比某级稍强时,可在此级的右上角加"＋",稍差时则在右上角加"－",以补充 Lovett 分级法的不足。

(三) 平衡及协调功能评定

平衡和协调功能训练是患者恢复步行和功能活动的重要环节。人体能够在不同体位和姿势下保持平衡状态及协调的运动,有赖于中枢神经系统控制下的感觉系统和运动系统的共同参与与协作。平衡和协调虽然存在着千丝万缕的联系,但在临床检查时需要分别测定。

(1) 平衡功能测定　　平衡功能是指维持身体直立姿势的能力。其测试的目的是:① 判断平衡功能的障碍及障碍的严重程度;② 分析影响平衡功能障碍的影响因素;③ 预测发生跌倒的可能性;④ 针对障碍的特点和原因,制定康复治疗方案;⑤ 评定治疗效果,为步行训练提供参考。临床上常用的平衡功能测定方法包括平衡反应评定、Berg 平衡量表(附表 6)和应用仪器进行不同体位的动态和静态平衡功能评定等。膝骨关节病患者可应用 Berg 平衡量表来预测跌倒的危险性。

(2) 协调功能评定　　协调是指人体多组肌群共同参与并相互配合,有目的地进行平稳、准确、良好控制的运动能力。协调功能是完成精细运动技能动作的必备条件。常见的协调功能障碍有共济失调、不随意运动等。在进行协调功能评定时,患者的意识必须清晰,能够充分配合。另外,患者肢体的肌力必须在 4 级以上,否则评定无意义。膝骨关节病患者主要进行下肢协调功能的评定,常用的评定动作有跟膝胫试验、旋转试验、拍地试验、拍手试验、画圆试验等。

首先得出有无协调功能障碍的评定,再进行评分。

1 分:不能完成动作。

2 分:重度障碍,仅能完成动作的起始运动,不能完成整个动作;运动无节律性,明显不稳定,可见无关的运动。

3 分:中度障碍,能完成指定的动作,但动作缓慢、拙笨、不稳定;增加运动速度时,完成动作的节律性更差。

4 分:轻度障碍,能完成指定的活动,但完成的速度和熟练程度稍差。

(四) 日常生活活动能力和生命质量评定

日常生活活动能力是人们为独立生活而每天必须反复进行的、最基本的、具有共同性的身体动作群,即进行衣、食、住、行、个人卫生等的基本动作和技巧,是最基本、最重要的能力之一。日常生活活动能力障碍将导致一系列严重后果,自尊、自信丧失,进一步生活能力的丧失,拖累家庭,影响社会关系。日常生活活动能力主要包括:① 运动方面,如床上运动、转移和轮椅上运动等;② 自理方面,如更衣、进食、梳洗、如厕等;③ 交流方面,如打电话、阅读、书写、识别环境标志等;④ 家务劳动方面,如购物、备餐、洗衣、使用家具等;⑤ 娱乐活动方面,如下棋、摄影、旅游等。临床上日常生活活动分为基础性和工具性。基础性日常生活活动是维持人最基本的生存、生活所必需的必须每日反复进行的活动,包括自理活动(进食、梳妆、洗漱、洗澡、如厕、穿衣)、功能性活动(翻身、从床上坐起、转移、行走、驱动轮椅、上下楼梯)。常用的量表为改良 Barthel 指数(附表7)。工具性日常生活活动是指人们在社区中独立生活所需的关键性较高级技能,如家务杂事、炊事、采购、骑车或驾车、处理个人事务等,大多需要借助工具进行。

生命质量(quality of life, QOL)是指不同文化和价值体系中的个体对与他们的目标、期望、标准及所关心的事情有关的生存状况的体验,是个体生存的水平和体验,这种水平和体验反映了病、伤、残患者在不同程度的伤残情况下,维持自身躯体、精神及社会活动处于一种良好状态的能力和素质,是一种医学评价技术,全面评价疾病及治疗对患者造成的生理、心理和社会生活等方面的影响。临床常用的量表是 SF-36 健康状况调查表(附表8)、世界卫生组织生存质量测定简表(WHO QOL-BREF)(附表9)等。

(五) 综合评定

临床常用的综合评分量表有 WOMAC(附表2)、关节炎影响指数(附表10)等。

二、康复治疗

康复治疗是一个全身性的治疗方法,膝骨关节病要从全身角度出发进行考虑,全身结合局部治疗才能获得更好的效果。

(一) 运动疗法

国内外的骨关节病或骨关节炎诊疗指南都将运动疗法作为其基础治疗方法,无论是否采用药物、手术等治疗,均需要配合运动疗法。美国老年学会骨关节炎和运动专业小组还制定了骨关节炎的运动处方(表4-2)。这里重点介绍针对膝骨关节病的治疗性运动疗法,包括牵伸训练、肌力训练、有氧运动训练等。

表4-2　美国老年学会的骨关节病运动处方

运动方式	强度	时间	频率
牵伸训练:			
开始	活动到有抵抗感	主要肌群1次 维持位置5~15秒	每日1次
目标	全范围关节活动	主要肌群3~5次 维持位置20~30秒	每周3~5次

运 动 方 式	强 度	时 间	频 率
肌力训练：			
等长训练	低到中度 40%～60%最大等长收缩	关键肌群1～10次收缩,维持1～ 6秒	每日1次
等张训练	低:40% 1RM* 中:40%～60% 1RM 高:>60% 1RM	10～15个动作 8～10个动作 6～8个动作	每周2～3次
耐力训练：			
有氧运动训练	低到中度 40%～60%最大需氧量	每日20～30分钟	每周3～5次

* RM是指能将规定运动次数重复做完时所达到的最大重量,如只能负重运动一次的最大重量表示为1RM。

1. 牵伸训练

ROM减小是膝骨关节病患者功能障碍的最主要原因。疾病发展过程中的ROM受限可能来源于肌肉短缩和关节结构破坏。另外,下肢运动链中任何一个关节的活动范围都可以影响到其他关节。当膝关节发生骨关节病后,踝关节和髋关节的活动范围常常会变小,步态分析可以发现整个下肢活动范围的减小及步行速度的减慢。只要不存在骨性结构改变,牵伸训练可以拉长缩短的肌肉、韧带结构,增加ROM。患者的髋关节可能有关节囊源性的ROM受限,主要表现为旋转功能的丧失,随后出现外展和屈髋功能障碍,这样的情况应当首先考虑牵伸训练。

在牵伸训练中要遵循以下几个原则:首先,每个受累关节每日至少1次最大ROM训练,推荐每天训练3～5次。其次,所有通过关节的关键肌群(表4-3)每天均需要进行牵伸训练。训练时要避免强制性牵拉,以避免损伤。

表4-3 全身各关节需牵伸的关键肌群

部 位	关 键 肌 群	部 位	关 键 肌 群
头颈部	屈、伸肌群	躯干、下腰部	前屈、后伸肌群 侧屈、旋转肌群
肩部	屈、伸肌群 内收、外展肌群 内旋、外旋肌群 上提、下降肌群	髋部	屈、伸肌群 内收、外展肌群 内旋、外旋肌群
肘部	屈、伸肌群	膝部	屈、伸肌群
前臂、腕部	旋前、旋后肌群 腕关节屈、伸肌群	踝、足部	跖屈、跗屈肌群 内翻、外翻肌群 趾屈、伸肌群
手	各指屈、伸肌群 拇指收、展肌群		

2. 肌力训练

肌力是功能活动的动力来源和保障。肌力训练可以有效增加膝骨关节病患者的肌力、耐力和收缩速度,改善症状。患者股四头肌肌力减退,其不仅是膝骨关节病的诱发因素,而且还与膝骨关节病的疼痛、功能障碍等症状相关。另外,膝骨关节病发病后的关节源性肌肉抑制、日常活动减少也会导致股四头肌肌力的下降。如果不进行治疗,肌力减退将会加重疼痛,增加关节损害和废用。

3. 有氧运动训练

膝骨关节病患者的肌肉力量、耐力和收缩速度明显增强后,没有病情加重的迹象,这时就可以开始有氧运动训练。一段时间的有氧运动训练可以缓解疼痛、晨僵,改善步行速度和平衡。步行作为一种安全、高效、容易接受的形式,对患有膝关节、髋关节和脊柱骨关节病患者的心血管功能也有良好康复作用。另外,水中有氧运动由于能够减轻关节负重,因此对于膝骨关节病疗效更好。一般来说,有氧运动训练要从低心率范围逐渐达到心血管训练范围(70%~85%最大心率)。

4. 注意事项

运动疗法必须根据患者的具体情况进行调整,以任务为导向,长期坚持。训练时首先是缓解疼痛、提高功能,然后是改善患者的整体健康状况,使患者在没有疼痛和疲劳感的情况下生活和工作。训练应当从防止关节挛缩的伸展运动开始;逐渐过渡到增加肌肉耐力和收缩速度的肌力训练,完成功能活动;再到有氧运动,提高患者的整体健康状况。在运动训练的开始要密切关注症状是否加重,调整运动量适合患者体能,并设法增加训练的趣味性,提高患者依从性。每一次训练都应当包括热身、有氧运动和放松的完整过程。热身是为身体进行较高强度运动做准备。热身运动包括 ROM 训练、伸展运动和不同肌群的肌力训练。一般情况下,热身运动通过升高躯体的体温增加肌肉的柔韧性,使身体对接下来的运动进行了充分准备,可以避免出现运动损伤。有氧运动部分要能高效增加心血管系统的适应能力、氧耐力和运动耐受性,可以采用负重或不负重形式,如水中有氧运动和静态自行车等。当患者能够执行 70%以上最大心率(中等强度)的有氧运动 10 分钟以上时,应当休息 3~5 分钟。同热身运动一样,低强度的放松动作要为有氧运动收尾。

(二) 物理因子治疗

膝骨关节病是全关节疾病,现在研究表明软骨下骨髓水肿与膝关节疼痛密切相关,因此,要求物理因子作用深度要深,治疗效果才能更好。

1. 短波超短波疗法

短波超短波疗法是采用电子管振荡产生短波、超短波等高频电场来进行治疗的方法。通过电容电极输出能量,将患部置于电极之间,在高频电场的作用下,使病变部位的分子和离子在其平行位置振动,并互相摩擦而产生热效应。这种热效应使患部的表层和深层组织均匀受热，能增强血管通透性，改善微循环，调节内分泌，加强组织机体的新陈代谢，降低感觉神经的兴奋性，从而达到消炎、止痛、解痉，促进血液循环和组织修复的治疗目的。

2. 中频电疗法

中频电疗法(medium frequency electrotherapy)是应用频率为 1 000～100 000 Hz 的脉冲电流治疗疾病的方法。临床常用的有干扰电疗法、调制中频电疗和等幅正弦中频(音频)电疗法等。中频电流对皮肤感觉神经刺激引起的是一种舒适的振动感(大强度时有不适的束缚感)，这种刺激不会引起疼痛和传入纤维的兴奋。因此，中频电流作用时可以使用较大的电流强度来引起深部肌肉较大强度收缩，但不致引起电极下的烧灼刺痛感。目前认为，低频感应电流只能兴奋正常的神经肌肉，而中频交流电(尤其频率为 6 000 Hz 者)仍有可能兴奋变性的神经肌肉。有人提出 6 000～8 000 Hz 的中频电流作用时，肌肉收缩阈与痛阈有明显的分离现象，即在此频率内，使肌肉发生强烈收缩而不引起疼痛。尤其干扰电疗法，电极十字形交叉放置，在三维空间内，形成或为上下和左右，或为上下和前后，或为前后和左右的深部电流，可以有效治疗膝骨关节病等的深部病理变化。

3. 经皮的神经电刺激疗法

经皮的神经电刺激疗法(transcuataneous electrical nerve stimulation, TENS)是通过皮肤将特定的低频脉冲电流输入人体以治疗疼痛的低频电治疗方法。TENS 与传统的神经刺激疗法的区别在于：传统的电刺激主要是刺激运动纤维；而 TENS 则是刺激感觉纤维，因此又被称为周围神经粗纤维电刺激疗法。电生理实验证明，频率 100 Hz 左右，波宽 0.1 ms 的方波，是兴奋粗纤维较适宜的刺激。治疗时采用使患者有一种舒适感，不出现肌肉收缩的阈下强度。这样 TENS 便可选择性地激发感觉传入神经纤维，而不触动运动传出神经纤维。近来研究发现，TENS 可以有效解除膝骨关节病所导致的股四头肌关节源性肌肉抑制，缓解关节疼痛的同时改善关节功能。

4. 超声波疗法

超声波是指频率在 20 000 Hz 以上，不能引起正常人听觉反应的机械振动波。将超声波作用于人体以达到治疗目的的方法称为超声波疗法。超声波对组织内物质和微小的细胞结构有一种"微细按摩"的作用，可引起细胞功能的改变，引起生物体的许多反应；可以改善血液和淋巴循环，增强细胞膜的弥散过程，从而改善新陈代谢，提高组织再生能力。超声波作用于机体时还可产热，主要是在两种不同介质的交界面上生热较多，特别是在骨膜上可产生局部高热。有研究表明小剂量超声波(连续式 0.1～0.4 W/cm², 脉冲式 0.4～1 W/cm²)多次投射可以促进骨骼生长，骨痂形成；中等剂量(3 W/cm² 以下 5 分钟)超声波作用时可见骨髓充血，温度上升 7℃，但未见到骨质的破坏，故可用于关节炎、骨病变的治疗。

5. 激光疗法

激光疗法是用低功率激光照射局部治疗疾病的方法。由于激光对生物的作用,主要以热为主,被照射的组织吸收光能,使局部组织血管舒张,血流加快,血液循环和淋巴循环改善,代谢增强。结合其光化学压强及磁场等作用,还促进局部新生血管形成,及上皮组织生长,加速创面愈合。另外激光有一定的穿透力,能使皮下血管扩张,促进炎症吸收。激光疗法尤其适用于膝骨关节病浅表疼痛点的治疗。

(三)心理治疗

膝骨关节病的疼痛常引起患者焦虑、抑郁等心理因素的改变[可用症状自评量表SCL-90(附表11)进行评定],焦虑、抑郁等反过来又会加剧患者的疼痛,但目前临床中常被忽略。Helminen 等研究膝骨关节炎疼痛与心理因素的影响,研究发现疼痛不仅是生物性因素所致,还与患者心理方面密切相关,建议临床过程中加强护理关怀,尤其是一些药物不能有效止痛的患者,特别要注意心理因素的影响。马华等采用症状自评量表SCL-90对骨关节病患者与健康志愿者进行心理健康测评。膝骨关节病患者总分值及躯体化、强迫症状、抑郁、焦虑、敌对因子分值显著高于健康志愿者,建议在治疗骨关节病的同时,应针对性地进行心理干预。

(四)康复医学工程

1. 免负荷支具

研究已证实对伴有内翻或外翻畸形的膝骨关节病可以应用免负荷支具治疗。支具可以增加膝关节的稳定性,矫正膝关节畸形,减轻膝关节内侧间室或外侧间室的负荷,恢复膝关节负重力线,保护膝关节,从而缓解膝关节疼痛症状,是治疗早、中期膝骨关节病的有效方法,也可用于治疗不愿意手术或不能承受手术的严重膝骨关节病患者。

2. 鞋垫

在近期的骨关节病治疗指南中,美国风湿病学会不推荐将外侧楔形鞋垫作为膝内侧骨关节炎的治疗手段,而《国际骨关节炎研究学会髋与膝骨关节炎治疗指南》则指出:"外侧楔形鞋垫对于某些胫骨股骨内侧间室的膝骨关节病患者可能有效。"

(五)中医导引——施氏卧位养生功

起势:仰卧,两手相叠,男士左手在上,女士右手在上,叠放于下腹部,舌轻抵上腭,周身放松,腹式呼吸 6~12 次。起始动作时吸气,还原时呼气。以达到气沉丹田的功效。

洗脸(第1势):在胸前搓双手 6 次,使双手有微热感。双手贴于面部,由下向上,推至眉弓,两手分开外行,拇指顺势滑向耳后并向下,环绕按摩整个脸部。上行时吸气,同时中指稍用力按压鼻两侧;下行时呼气,同时拇指稍用力按压耳后及颌下,共 6 次。

梳头（第2势）：头转向左侧，以右手指尖梳头，由中线（即额顶发际到大椎部）、旁线（即头角发际到颈项部）、边线（即耳郭上方到颈项部）各梳6次；头转向右侧，重复以上步骤。

揉耳（第3势）：用双手拇指指腹与示指第一指间关节的桡侧对按并牵拉对耳轮的上部、中部、下部，各6次。

搓颈项（第4势）：头转向左侧，左手经胸前由前向后搓颈右侧6次；换右手，经右耳后由前向后搓颈项部6次；头转向右侧，重复以上动作。

摩三焦（第5势）：双手相叠，男士左手在上，女士右手在上。置于上焦，顺时针方向按摩6次，摩上焦可通调百脉，养心安神；然后顺时针按摩中焦6次，摩中焦可健脾和胃，升清降浊；最后顺时针按摩下焦6次，摩下焦可通调六腑，补益肝肾。

挺胸腹（第6势）：仰卧，双腿并拢，屈髋屈膝，脚踏床面，抬臀挺胸腹，然后还原，做6次。

松下肢（第7势）：① 搓腹股沟，先将左下肢自然屈曲外展，显露腹股沟，以左手由前外侧向内侧搓大腿根部6次，左腿伸直；再右下肢自然屈曲外展，显露腹股沟，以右手由前外侧向内侧搓大腿根部6次，右腿伸直。② 抬腿，左腿伸直抬高6次，换右腿伸直抬高6次。③ 蹬腿，左腿屈髋屈膝后，向脚跟方向水平蹬直6次；换右腿做6次（蹬出时要注意踝关节尽量背屈）。④ 分腿，双腿并拢，屈髋屈膝，脚踏床面，双膝向两侧尽量分开，然后并拢，做6次。

仰卧起坐（第8势）：以双上肢屈曲，以腕掌关节支撑床面，轻轻撑起上身并顺势坐起，上身前屈，用双手触摸脚尖或小腿前缘，然后还原，重复6次。

固齿（第9势）：固齿分两部分，舔齿与叩齿。① 舔齿，略闭嘴，以舌尖在唇齿间按顺时针方向舔摩牙齿及牙龈各3次后，吞津一次，再逆时针方向舔摩牙齿及牙龈各3次后吞津1次，重复3次。② 叩齿，略闭嘴，舌尖轻抵上腭，轻轻叩齿12次后吞唾1次，重复3次。

················· **参 考 文 献** ·················

Alentorn-Geli E, Samuelsson K, Musahl V, et al., 2017. The association of recreational and competitive running with hip and knee osteoarthritis: a systematic review and meta-analysis. J Orthop Sports Phys Ther, 47(6): 373-390.

Neogi T, Nevitt M, Niu J, et al., 2010. Subchondral bone attrition may be a reflection of compartment-specific mechanical load: the MOST Study. Annals of the Rheumatic Diseases, 69(5): 841-844.

Toivanen A T, Heliovaara M, Impivaara O, et al., 2010. Obesity, physically demanding work and traumatic knee injury are major risk factors for knee osteoarthritis — a population-based study with a follow-up of 22 years. Rheumatology (Oxford), 49(2): 308-314.

Zengini E, Hatzikotoulas K, Tachmazidou I, et al., 2018. Genome-wide analyses using UK Biobank data provide insights into the genetic architecture of osteoarthritis. Nature Genetics, 50(4): 549-558.

老年膝骨关节病的中西医结合治疗

第五章 膝骨关节病的现代临床和基础研究

第一节　膝骨关节病的危险因素及中医证候研究

膝骨关节病是由多种因素综合作用而发生的一种关节退行性改变,常起源于膝关节软骨、软骨下骨和滑膜的病变,临床主要表现为进行性发展的膝关节疼痛、肿胀、僵硬、功能障碍,严重时导致关节畸形,甚至丧失关节功能,属于中医学"痹证"范畴。痹证是由风、寒、湿、热之邪侵袭人体,闭阻经络,气血运行不畅所导致的肌肉、筋骨、关节发生疼痛、酸楚、麻木、重着、屈伸不利,甚或关节肿大灼热等为主要临床表现的病症。《素问·痹论篇》指出"风寒湿三气杂至,合而为痹",说明了痹证发病的外因。《圣济总录》:"夫骨者,肾之余,髓者,精之所充也;肾水流行,则髓满而骨强,是夫天癸亏而凝涩,则肾脂不长,肾脂不长,则髓涸而气不行,骨乃痹,而其证内寒也⋯⋯外证当挛节,则以髓少而筋燥,故挛缩而急也。"明代薛己也在《正体类要》曰:"筋骨作痛,肝肾之气伤也。"可见肾精亏虚是膝骨关节病发生的内因。汉代张仲景在《金匮要略》中述:痹证是病邪侵袭机体,导致气血运行不畅,或脏气不和所发生的病证,以风、寒、湿邪外袭,经络不通,气血凝滞为病机总纲。可以说膝骨关节病是由内外多种因素综合作用而发生的,严重影响人们的身心健康及生活质量。

据临床流行病学调查,美国约有 1 400 万膝骨关节炎患者,其中年龄在 45 岁以下的有近 200 万人,45～64 岁之间的患者约 600 万人,有色人种有症状的膝骨关节炎患者超过 300 万,这一数字预计将继续上升。据国内的统计资料显示,我国约有 3% 的人患有骨关节病,膝骨关节炎占大部分比例,大于 55 岁的人群中约 60% 有 X 线膝骨关节炎表现,65 岁以上的老年人膝骨关节炎的发病率达 85%。随着我国社会的人口老龄化增长趋势,膝骨关节炎的发病率也将随之增长,其对患者及对社会都会造成很大的影响。国内外学者不断探讨膝骨关节炎的发病原因及危险因素,希望对膝骨关节炎的防治提供科学依据。国内调查结果显示各地区引起膝骨关节炎发生发展的危险因素不尽相同。我国高寒地区如哈尔滨市汉族人膝骨关节炎的发病率较少数民族高;广州市住房类型、家族史及 BMI 是成人膝骨关节炎发病的危险因素;上海市浦东新区以高龄、性别、膝外伤、膝骨关节炎家族史等为膝骨关节炎发生的危险因素。很多国外学者也在不断探讨其发病原因和危险因素,以期更好的防治膝骨关节炎。瑞典的 Englund 认为半月板损伤可导致膝骨关节炎发生;澳大利亚的 Jin X 等认为维生素 D 补充不足会促使膝骨关节炎的发生。然而目前国内外还没发现其确切病因及根治的方法。随着膝骨关节炎发病率的增加和发炎年龄的降低,膝骨关节炎已成为全球关注的、严重的公共健康问题,其防治已成为当今国际上的研究热点。现代医学所倡导的"精准医学"和"预防为主"的观点与中医学的"辨证论治"和"治未病"思想紧密联系起来,为膝骨关节病的防治提供新思路。

中医学中辨证论治是诊治疾病的核心,但目前对膝骨关节病的中医症候缺乏客观、统一的标准和规范,且其本身具有复杂性、多变性、隐匿性、模糊性的特征,因此,在证候量化、证候信息的挖掘与利用过程中存在了诸多困难。2002年国家药品监督管理局组织发行的《中药新药临床研究指导原则》将膝骨关节病分为肝肾不足、筋脉瘀滞,脾肾两虚、湿注骨节,肝肾亏虚、痰瘀交阻三大证型。胡彬等运用对应分析及二步聚类分析法探索膝骨关节炎中医证型分布特点,结果显示除了《中医病症临床诊断疗效标准》规定的症候(肾虚髓亏型、阳虚寒凝型、瘀血阻滞型)之外,还存在兼夹证型。何挺运用组间连接方法及统计量相关系数度量标准进行水平方向聚类,认为膝骨关节炎分为肝肾亏虚、气滞血瘀、风寒湿痹、痰湿困阻和脾胃虚弱五类最为适合临床应用。各研究结果不尽相同,因此需要找出膝骨关节炎中医症候的统一标准及规范,为膝骨关节病中医治疗提供适当的科学方法。

目前有些研究报道了关于膝骨关节病的危险因素与其中医证型之间关系,但结果不甚统一,急需进一步综合研究得出统一结果,因此华东医院伤外科团队旨在探讨膝骨关节病发生的危险因素,并分析其危险因素与中医证型的关系,从中西医结合方面为膝骨关节病的早期防治提供依据。通过回顾性病例对照研究,笔者团队发现:① 年龄、膝骨关节病家族史、较多体育锻炼、糖尿病和膝损伤史是膝骨关节病发生的危险因素,可能促进了膝骨关节病的发生;② 居住楼房有电梯,吸烟,食用奶制品是膝骨关节病的保护因素;③ BMI、工作强度、饮酒、膝损伤部位是膝骨关节病的可疑或潜在危险因素,需要加大样本量进一步研究;④ 根据分析结果建议控制和减轻体重,避免关节损伤,积极治疗糖尿病,尽量选住电梯楼房,注意营养饮食,如饮食中添加奶制品,避免过多体育锻炼,适当进行活动锻炼,如散步、骑自行车等,以减少膝骨关节病的发生,尤其对于有膝骨关节病家族史的人员更要注意避免危险因素,加强膝骨关节病的一级预防。

根据聚类分析结果,笔者团队认为,膝骨关节病中医证型分为风湿热痹证、肝肾亏虚证、风寒湿痹证、气滞血瘀证四型,为临床中医辨证提供科学依据,而此证型正好与国家中医药管理局"十一五"重点专科协作组《膝痹病(膝关节骨性关节炎)诊疗方案》对膝痹病分为风寒湿痹证、风湿热痹证、瘀血闭阻证、肝肾亏虚证的辨证分型不谋而合,说明膝骨关节病的中医证型分为此四型较为合理。对于膝骨关节病的四种中医证型,居住楼房无电梯和居住平房是风湿热痹证、肝肾亏虚证、风寒湿痹证的影响因素,膝骨关节病家族史是风湿热痹证、肝肾亏虚证、风寒湿痹证、气滞血瘀证的影响因素。糖尿病影响风寒湿痹证、气滞血瘀证。而饮食中无奶制品影响肝肾亏虚证、风寒湿痹证,体育锻炼频率较少影响气滞血瘀证。可见膝骨关节病的各中医证型并不一定有其特有的危险因素,而暴露在膝骨关节病的危险因素下其症情不一定向特定的中医证型发展。可能是因为膝骨关节病是多种内外因素综合作用下产生的,其在不同的病程阶段有不同的病理、生理表现的缘故。中医"治未病"的思想和西医提倡的一级预防,都为减少膝骨关节病的发生提供了科学的理论依据。

第二节 膝骨关节病的中西医结合临床研究

为寻求中西医结合的最佳方式,根据患者病情选择能够长期坚持使用的方法和药物,减轻患者的经济负担,提高生活质量,规范和优化老年膝骨关节病中西医结合治疗方案和临床路径,2014年12月至2017年5月由华东医院牵头,选取分别来自苏州市中医医院、龙华医院、上海长征医院、上海交通大学医学院附属瑞金医院、华东医院伤外科及骨科就诊膝骨关节病患者331例进行了中西医结合治疗老年膝骨关节病的多中心临床研究,观察发现:① 中西医结合治疗能够有效缓解疼痛、改善关节功能,疗效并不劣于中医或西医治疗;② 在当今社会,生物—心理—社会医学模式的前提下,中西医结合治疗,配合正规的健康宣教,能有效改善患者心理健康问题,提高患者的整体疗效;③ 在控制细胞炎症因子方面,中西医结合组疗效优于西医组;④ 中西医结合治疗膝骨关节病方案评价体系客观全面,结合炎症因子检验、影像学检查、疼痛及功能评分、生活质量评分(生理健康及心理健康)等多方面来评价中西医结合治疗老年性退行性骨关节病的疗效。研究团队讨论和制定中西医结合治疗膝痹病(膝关节骨性关节炎)诊疗方案、临床路径和流程图(草案)。

常规膝关节X线片主要描述关节间隙狭窄和骨赘,对疾病初期软骨损失的检测及变化不敏感,与症状的关系也不密切,因此近年具有高敏感性、准确性和可重复性等特点的定量MRI检查已应用于骨关节病的临床研究中。华东医院团队将定量MRI检查引入老年性退行性骨关节病的诊断与疗效评价,初步制定中西医结合治疗老年性退行性骨关节病的评价方法,为制定中西医结合治疗老年性退行性骨关节病指南提供临床的客观依据。研究发现:① 膝骨关节病是一种以软骨破坏、骨赘形成、软骨下骨硬化为病理特点的慢性关节病,软骨退变是基本的病理改变。骨髓水肿是软骨下病变的表现形式,是除机械对线不良之外代表着骨关节病进展的最危险因素。骨髓水肿可加速关节软骨损伤,且与4年内膝关节置换风险呈正相关。滑膜积液是骨关节病发生的前期表现,且与软骨退变、骨髓水肿的发生和进展相关,关节积液与骨髓水肿均与膝关节负重痛独立相关。② MRI检查在膝骨关节病诊断方面有其独特的优势,可敏感而清晰地显示关节软骨损伤、骨髓水肿、关节积液等病变,特别是可通过MRI特定序列检测骨髓水肿可作为预测该病的进展风险或监测的新方法。③ 关节镜技术切除增生的滑膜、修整半月板磨损者,半月板撕裂者予以部分切除成形、软骨磨损者予以清理,但可能对周围软组织的创伤导致治疗后关节积液较前增多,股骨关节面软骨体积较手术前明显减少。④中医综合疗法在消退骨髓水肿、减少关节积液方面疗效均优于关节镜技术。中药汤剂内服、芪防膝痹方、针灸、推拿手法、外用贴膏等综合疗法,在促进局部水肿的吸收、促进血液循环、消炎止痛、消肿等方面均起到了一定作用。

老年患者膝关节肿痛病程较长,反复发作者,影像学检查多有关节软骨及软骨下骨的水肿及髓内水肿,韧带、半月板劳损,骨赘形成等典型骨关节炎影像学改变征象,苔薄或腻,质紫或淡紫,脉细弦带滑。上海中医药大学施杞教授认为膝骨关节病的表现辨证当属"痹证""痿证"范畴,以内因肝、脾、肾气血亏虚,风、寒、湿邪气外袭,痰瘀互结,痹阻经络为主要病因病机。其病变过程中,无论是正虚还是外邪,最终必导致痰浊、瘀血。痰瘀同病,单祛其痰则瘀难化,专攻其瘀则痰难消,唯痰瘀兼驱方可奏效,祛痰可助化瘀,化瘀有助于祛痰。痰瘀同病须痰瘀同治,化痰祛瘀,又有"若元气日衰,则水谷津液,无非痰耳,随去随生……故善治痰者,唯能使之不生,方是补天之手"。因此,攻痰多配以补益元气,水谷得化,使痰不生。施杞教授认为骨关节病的病机主要在于"气虚血瘀,痰阻经络",根据石氏伤科"以气为主,以血为先"的中医辨证论治理论,以"益气活血,化痰通络"法治疗骨关节炎,达到化瘀祛痰、益气养血的目的,从而使瘀祛痰除,气充血畅,邪不复生,故拟定益气化瘀利水方,经华东医院伤外科20余年临床应用,在延缓膝骨关节病发展方面取得显著疗效。芪防膝痹颗粒(药物组成与益气化瘀利水方相同,为颗粒剂)中生黄芪益气固表,使外邪无入路,防己利水渗湿,牛膝引血下行,土鳖虫化瘀通络,制苍术燥湿健脾,全当归补血活血,淫羊藿补肝肾之阳。本方剂肝、脾、肾同治,痰瘀兼祛,体现了中医整体治疗的理念。课题组在上海申康医院发展中心中医验方项目科研基金课题《益气化瘀利水方治疗膝骨关节炎的临床疗效观察》(项目编号:SHDC2008411)资助下,经过临床随机对照试验研究表明:益气化瘀利水方能明显缓解骨关节病的临床症状,与对照组塞来昔布相似,安全性更佳。目前已完成芪防膝痹颗粒制剂的研制,实现了以君药黄芪和臣药防己中主要有效单体黄芪甲苷和粉防己碱、防己诺林碱含量为质控标准规范生产。

第三节 中药复方治疗膝骨关节病的基础研究

骨关节病是力学因素和生物学因素的共同作用结果,炎症因子分泌、软骨基质降解和软骨细胞凋亡是膝骨关节病发病的重要机制,这一理论目前已被大多数学者所接受。Hashimoto等采用荧光激活细胞分选法发现骨关节炎患者中有18%～21%软骨细胞表现出凋亡特征,而正常关节软骨中只有2%～5%凋亡细胞。细胞凋亡关键通路中的FasL蛋白、IL-1β、TNF-α等在关节滑液中表达显著升高,而 *Fas* 在受损区的表达也远高于未受损区。因此炎症、软骨基质降解和软骨细胞凋亡通路成为研究骨关节病发病和治疗的关键。

笔者团队研究发现：软骨细胞中 $C/EBP\alpha$(CCAAT/enhancer binding protein α)、$CDK2$、Fas、$BAK1$ 基因启动子区甲基化水平降低可能促使膝骨关节病的发生，而 $C/EBP\alpha$ 和 $CDK2$ 与骨关节病的关系目前未见报道。

前期实验研究发现，芪防膝痹颗粒的前期方——益气化瘀利水方对局部组织 PGE2、6-酮前列腺素 F1α 和 TXB2 有明显抑制作用，可缓解疼痛症状，减轻炎症反应，从而减轻炎症对滑膜和软骨的损害，也可抑制骨关节炎软骨中 TGF-β1、IGF-1 的表达，进而抑制骨质增生。

同时，为了揭示芪防膝痹颗粒对膝骨关节病的影响，笔者团队前期从炎症、软骨基质降解和软骨细胞凋亡的方向对芪防膝痹颗粒如何缓解骨关节病的功能和作用展开研究，结果发现芪防膝痹颗粒抑制了关节炎症、软骨基质降解和软骨细胞凋亡。首先通过 Hulth 造模法对实验组大鼠进行膝骨关节炎造模，并对模型组和正常组大鼠进行芪防膝痹颗粒不同剂量饲喂，取膝关节进行 micro-CT 扫描及使用苏木精-伊红(hematoxylineosin staining, HE)染色和 ABH/OG 染色；另一半样本取膝关节软骨进行 $C/EBP\alpha$ 基因启动子区 methyltarget 目的区域甲基化检测。从 micro-CT 图片、HE 染色、ABH/OG 染色图像、BAX、BCL-2、Fas 免疫组化、tunnel 染色分析和 β-catenin 免疫组织化学染色及染色阳性细胞率中可以看出，相较阴性对照组，芪防膝痹颗粒 3 组在一定程度上可以延缓膝关节软骨和软骨下骨松质骨的退变，抑制炎症因子的生成，减少软骨细胞的凋亡。其中高剂量组的病损轻于中低剂量组。与硫酸氨基葡萄糖组相比，高剂量组的作用在修复软骨和延缓软骨退变方面与硫酸氨基葡萄糖基本相同，在延缓软骨下骨退变方面稍优于硫酸氨基葡萄糖；中低剂量组的总体作用稍低于硫酸氨基葡萄糖组。与塞来昔布组作比，高剂量组在延缓软骨及软骨下骨退变方面稍优于塞来昔布组，中低剂量组整体病损程度与塞来昔布组相当。中药组转录因子 $C/EBP\alpha$ 基因启动子区甲基化修饰升高和 $C/EBP\alpha$ 表达下降。$C/EBP\alpha$ 是促进细胞凋亡的重要调控分子，在关节炎中的作用已有报道。Chen 等发现 $C/EBP\alpha$ 通过直接上调 $c-fos$ 等基因表达在关节炎发病过程的破骨细胞从单核/巨噬细胞谱系定向过程中发挥重要作用；Zhang 及研究团队在对白血病进行研究时则发现 $C/EBP\alpha$ 通过 Foxo3a-Bim 信号通路抑制了细胞增殖，促进了细胞凋亡。在 Zhang 研究团队对雷公藤甲素治疗类风湿性关节炎的过程中发现，$C/EBP\alpha$ 通过结合巨噬细胞 $P40$ 基因启动子并抑制其表达。

$C/EBP\alpha$ 存在于多种细胞中，主要作用是抑制细胞增殖，促进细胞分化，在细胞的增殖、分化、个体发育及肿瘤的发生和发展等方面都起着重要的作用。$C/EBP\alpha$ 可以通过调控经典 Wnt/β-catenin 信号通路从而调控骨髓间充质干细胞(bone marrow mesenchymal stem cells, BMSCs)的多向分化。BMSCs 具有强大的多向分化潜能和自我增殖能力，是一种多功能成体干细胞，可以分化为多种细胞(如脂肪细胞、成骨细胞、成软骨细胞等)。因此，BMSCs 在骨和软骨的修复和重塑中发挥着非常重要的作用。经典 Wnt/β-catenin 信号通路中的 Wnt 10b 因子可抑制 BMSCs 向脂肪细胞分化转而向成骨细胞分化。C/EBPα 可以调控 Wnt/β-catenin 信号通路从而调控 BMSCs 的分化方向。过氧化物酶体增殖物激活受体 γ(PPARγ)是激素核受体超家族成员,主要在脂肪组织表达,是诱导脂肪细胞特异性基因表达和调节脂肪细胞分化的重要因子。研究表明 C/EBPα 对 PPARγ 具有正反馈作用,C/EBPα 表达过多则促进 PPARγ 的表达,两者共同作用可以促进脂肪细胞生成,抑制经典 Wnt/β-catenin 信号通路向成骨细胞分化转而促进向脂肪细胞分化。C/EBPα 和 PPARγ 等成脂转录因子表达增多,但 Dlx5、osterix 和 Runx2 等成骨转录因子的表达量显著降低,调控经典 Wnt/β-catenin 信号通路中 Wnt 10b 因子抑制成骨而向脂肪细胞生成。相关研究发现 C/EBPα 和 PPARγ 短暂表达过多即可引起脂肪组织重塑,长期生成过多则可导致糖尿病、肥胖,而后两者也是膝骨关节炎发生的危险因素。Wang Z 等发现 C/EBPα 还可以通过调节骨形成蛋白(bone morphogenetic protein,BMP)、TGF-β 等细胞因子的生成而调控脂肪间充质干细胞(adipose-derived mesenchymal stem cells,AMSCs)向成骨细胞分化。本实验中 C/EBPα 基因启动子区发生低甲基化,促使 C/EBPα 过表达,则抑制经典 Wnt/β-catenin 信号通路调控 BMSCs 成骨而向脂肪细胞生成,这就造成了膝骨关节病软骨下骨松质骨骨小梁细小紊乱。

经典 Wnt/β-catenin 信号通路对成软骨细胞的分化同样具有重要的生物学调节作用,但对软骨的分化具有两面性,其一方面可促进幼稚软骨细胞的发育,另一方面对成熟的软骨细胞却有致病作用,促使成熟的软骨细胞凋亡。β-catenin 蛋白是软骨分化所必须的蛋白,但在成熟软骨细胞中 β-catenin 蛋白过度激活可使关节软骨发生退变,产生关节炎样软骨细胞。本研究中阴性对照组 C/EBPα 基因启动子区发生低甲基化促使 C/EBPα 过表达,开放经典 Wnt/β-catenin 信号通路,使 β-catenin 蛋白过度激活引起 β-catenin 在细胞内聚集进而促使成熟软骨细胞凋亡。当骨关节病发生时,软骨细胞凋亡明显增加。

从实验结果可以看出,芪防膝痹颗粒可以提高 C/EBPα-2 基因位于 1 号染色体 91363511 距启动子- 452 bp 位点 CpG 岛甲基化水平,调节 C/EBPα 的表达,从而促进软骨下骨松质骨的修复并促进软骨的生成,减少软骨细胞凋亡,进而修复和延缓软骨和软骨下骨的退变。为临床治疗膝骨关节病的药物使用提供了科学依据。但其具体作用机制尚不清楚,可能是通过调节 C/EBPα 的表达进而调控成骨和成软骨细胞的生成与凋亡而发挥作用,其具体机制还需进一步深入研究。

参 考 文 献

安丙辰,戴尅戎,2012.影响膝骨关节炎发病及进展的生物力学因素.国际骨科学杂志,33(3):153-156.

高翔,吴弢,瞿佶,等,2010.益气化瘀利水方治疗膝骨关节炎的临床疗效观察.老年医学与保健,16(5):315-317.

高翔,吴弢,王拥军,等,2004.益气化瘀利水方对兔膝骨关节炎组织形态学的影响.老年医学与保健,10(2):81-83.

高翔,吴弢,王拥军,等,2006.益气化瘀利水方干预后兔膝骨关节炎软骨中胰岛素样生长因子1的变化.中国临床康复,10(39):95-97.

何丽清,闫立,杨涛,等,2012.586例膝骨关节炎中医证型聚类分析及与中医体质的关系.辽宁中医药大学学报,14(7):52-55.

何挺,2014.膝骨关节炎的中医证型组合规律及临床分布研究.广州:广州中医药大学.

胡彬,谢兴文,李宁,等,2014.膝骨关节炎证型分布:二步聚类分析与对应分析法调查的比较.中国组织工程研究,18(11):1799-1804.

蓝常贡,2007.百色地区膝骨关节炎病因探讨.南宁:广西医科大学.

李云蘷,徐刚,徐成福,2016.Wnt/β-catenin信号通路及其对骨髓间充质干细胞多向分化调节研究进展.牡丹江医学院学报,37(1):103-106.

陆艳红,石晓兵,2012.膝骨关节炎国内外流行病学研究现状及进展.中国中医骨伤科杂志,20(6):81-84.

潘富伟,2014.膝骨关节炎的中医证型与临床资料及影像学相关性的临床研究.郑州:河南中医学院.

潘富伟,李沛,王洋洋,等,2013.膝骨关节炎的中医证型分布规律及与西医检查指标相关性研究进展.风湿病与关节炎,2(5):59-62.

潘雪,王伟钢,2016.膝骨关节炎中医证型与常见临床指标之间的关系研究.风湿病与关节炎,5(11):29-32.

齐振熙,张占勇,万甜,等,2013.葛根素对激素诱导骨髓间充质干细胞PPARγmRNA和C/EBPαmRNA表达的影响.福建中医药大学学报,23(2):21-24.

荣杰生,陶天遵,陶树清,等,2007.高寒地区城市汉族人群膝骨关节炎情况调查.中国骨质疏松杂志,13(10):723-726.

宋亦军,2002.雌、孕激素对女性膝骨关节炎影响的实验与临床研究.北京:中国协和医科大学.

王伟,王坤正,党小谦,等,2006.中老年膝骨关节炎发病的相关因素.中国临床康复,10(44):15-18.

王延冰,肖丽娜,2015.膝骨关节炎中医外治方法及其护理.风湿病与关节炎,4(2):75-77.

吴弢,高翔,王拥军,等,2004.益气化瘀利水方对骨关节炎家兔前列腺素代谢的影响.老年医学与保健,10(1):24-26.

吴弢,高翔,王拥军,等,2006.益气化瘀利水方干预后兔膝骨关节炎软骨中转化生长因子β1的变化.中国临床康复,10(3):118-119.

向珍蜿,茅建春,曲环汝,等,2013.浦东上钢社区中老年人群膝骨关节炎危险因素的流行病学研究[J].上海交通大学学报(医学版),33(3):318-322.

徐辉燕,黄伟钢,傅可琪,2011.广州市城区成人膝骨关节炎相关因素调查研究.中华全科医学,9(5):774-776.

颜贻站,曾云记,谢作完,等,2007.农村50岁以上5016人退行性膝关节病流行病学调查.浙江中西医结合杂志,17(7):422-456.

赵金芝,2016.中老年膝骨关节炎发病病因及相关危险因素分析.山西医药杂志,45(3):250-252.

Deshpande B R, Katz J N, Solomon D H, et al., 2016, Number of persons with symptomatic knee osteoarthritis in the US: impact of race and ethnicity, age, sex, and obesity. Arthrit Care Res, 68(12):1743.

Englund M, Haugen I K, Guermazi A, et al., 2016, Evidence that meniscus damage may be a component of osteoarthritis: the Framingham study. Osteoarthr Cartilage, 24(2):270-273.

Guan X, Gao Y, Zhou J, et al., 2015, miR-223 regulates adipogenic and osteogenic differentiation of mesenchymal stem cells through a C/EBPs/miR-223/FGFR2 regulatory feedback loop. Stem Cells, 33(5):1589-1600.

Hashimoto S, Setareh M, Ochs R L, et al., 1997, Fas/Fas ligand expression and induction of apoptosis in chondrocytes. Arthritis Rheum, 40(10):1749-55.

Heraud F, Heraud A, Harmand M F, 2000. Apoptosis in normal and osteoarthritic human articular cartilage. Ann Rheum Dis, 59(12):959-65.

Holliday K L, McWilliams D F, Maciewicz R A, et al., 2011. Lifetime body mass index, other anthropometric measures of obesity and risk of knee or hip osteoarthritis in the GOAL case-control study [J]. Osteoarthritis Cartilage, 19(1):37-43.

Hwang H S, Kim H A, 2015. Chondrocyte apoptosis in the pathogenesis of osteoarthritis. Int J Mol Sci, 16(11):26035-26054.

Jin X, Jones G, Cicuttini F, et al., 2016. Effect of vitamin D supplementation on tibial cartilage volume and knee pain among patients with symptomatic knee osteoarthritis: a randomized clinical trial. JAMA, 315(10):1005-1013.

老年膝骨关节病的中西医结合治疗

Komori T, 2016. Cell death in chondrocytes, osteoblasts, and osteocytes. Int J Mol Sci, 17(12): 2045.

Luo S, Shi Q, Zha Z, et al., 2013. Inactivation of Wnt/beta-catenin signaling in human adipose-derived stem cells is necessary for chondrogenic differentiation and maintenance. Biomed Pharmacother, 67(8): 819-824.

Lu X G, Zhang R X, Fu F, et al., 2015. Simultaneous determination of fangchinoline and tetrandrine in Qi-Fang-Xi-Bi-Granules by RP-HPLC. J Chromatogr Sci, 53(8): 1328-1332.

McFie P J, Wang G L, Timchenko N A, et al., 2006. Identification of a co-repressor that inhibits the transcriptional and growth-arrest activities of CCAAT/enhancer-binding protein alpha. J Biol Chem, 281(26): 18069-18080.

Michael J W, Schluter-Brust K U, Eysel P, 2010. The epidemiology, etiology, diagnosis, and treatment of osteoarthritis of the knee. Dtsch Arztebl Int, 107(9): 152-162.

Musumeci G, Castrogiovanni P, Trovato F M, et al., 2015. Biomarkers of chondrocyte apoptosis and autophagy in osteoarthritis. Int J Mol Sci, 16(9): 20560-20575.

Ning B, Wang P, Pei X, et al., 2012. Dual function of beta-catenin in articular cartilage growth and degeneration at different stages of postnatal cartilage development. Int Orthop, 36(3): 655-664.

Ryu J H, Shin Y, Huh Y H, et al., 2012. Hypoxia-inducible factor-2alpha regulates Fas-mediated chondrocyte apoptosis during osteoarthritic cartilage destruction. Cell Death Differ, 19(3): 440-450.

Schett G, Kleyer A, Perricone C, et al., 2013. Diabetes is an independent predictor for severe osteoarthritis results from a longitudinal cohort study. Diabetes Care, 36(2): 403-409.

Shen J, Abu-Amer Y, O'Keefe R J, et al., 2017. Inflammation and epigenetic regulation in osteoarthritis. Connect Tissue Res, 58(1): 49-63.

Sheyn D, Pelled G, Tawackoli W, et al., 2013. Transient overexpression of Ppargamma2 and C/ebpalpha in mesenchymal stem cells induces brown adipose tissue formation. Regen Med, 8(3): 295-308.

Wang X, Shen P, Tang D, et al., 2018. Effects of Qi-Fang-Xi-Bi-Granules on cartilage morphology and C/ebpα promoter methylation in rats with knee osteoarthritis. Evidence-Based Complementray and Alternative Medicine, (5): 1-12.

Wang X X, Shen P, Tang D Z, et al., 2017. Analysis of DNA methylation in rats with knee osteoarthritis. BMC Musculoskeletal Disorders, 18(1): 377-385.

Wang Z, Xie Q, Yu Z, et al., 2015. A regulatory loop containing miR-26a, GSK3β and C/EBPα regulates the osteogenesis of human adipose-derived mesenchymal stem cells. Sci Rep, 5: 15280.

Wen X M, Hu J B, Yang J, et al., 2015. C/EBPα methylation and mutation in myelodysplastic syndrome. Med Oncol, 32(7): 192.

Zhao X Y, Chen X Y, Zhang Z J, et al., 2015. Expression patterns of transcription factor PPARgamma and C/EBP family members during in vitro adipogenesis of human bone marrow mesenchymal stem cells. Cell Biol Int, 39(4): 457-465.

附

录

附表1　膝骨关节病中西医结合专科情况调查

1. 患者一般资料

□门诊　或　□住院　　住院号：			医保号：	
姓名：	性别：	民族；	婚姻：□已婚　□未婚	
出生年月：　　年　月　日				
地址：				
邮编：		电话：		
首诊时间：　　年　月　日			病程：	

2. 一般检查

慢性病史（数月或数年）	□无　　□有	
晨起或久坐感膝关节僵硬或疼痛	□无　　□有	
站立或久行感膝关节疼痛	□无　　□有	
膝关节有肿胀或红肿	□无　　□有	
上台阶费力，下台阶腿软	□无　　□有	
下蹲困难	□无　　□有	
剧烈活动有弹响和摩擦感、摩擦音	□无　　□有	
舌脉		
合并疾病或症状	□无　　□有	请简述：

3. 专科检查

望诊	形态：□畸形　　□肿胀　　□僵直　　□肌肉萎缩		
触诊	压痛：□无　　□有　　　部位： 膝关节肌肉组织：□正常　　□压痛　　□痉挛		
关节活动度	伸直：　　　　　屈曲：　　　　　　　　过伸：		
特殊检查	回旋挤压实验	□（－）	□（＋）
	髌骨研磨试验	□（－）	□（＋）
	抽屉实验	□（－）	□（＋）
	浮髌试验	□（－）	□（＋）
	交锁征	□（－）	□（＋）

4. 影像学检查/或相关检查

5. 疼痛评估[视觉模拟疼痛评分(VAS)法]

说明：0 为疼痛程度最轻,10 为疼痛程度最重,请让患者在疼痛相应数值处以"●"标记。

0　1　2　3　4　5　6　7　8　9　10

6. WOMAC

项　目	没有困难 0分	轻微 1分	中等 2分	非常 3分	极端 4分
疼痛：你的疼痛通有多严重?		合计			
1. 在平地上走路时					
2. 上下楼时					
3. 晚上睡觉时					
4. 坐起或者躺下时					
5. 站立时					
僵直：你的僵直有多严重		合计			
6. 早晨刚醒来时					
7. 在以后时间内坐卧或休息之后时					
进行日常活动的难度：你有多少困难		合计			
8. 下楼时					
9. 上楼时					
10. 从座位上站起来时					
11. 站立时					
12. 向前弯腰时					
13. 在平地上行走时					
14. 进出小轿车或上下公交车时					
15. 购物时					
16. 穿袜时					
17. 起床时					
18. 脱袜时					

项 目	没有困难 0分	轻微 1分	中等 2分	非常 3分	极端 4分
19. 躺在床上时					
20. 进出浴缸时					
21. 坐着时					
22. 坐马桶上或从马桶上站起来时					
23. 干重体力家务活时					
24. 干轻体力家务活时					
合计					

7. 症状评分

症 状	0级(0分)	Ⅰ级(1分)	Ⅱ级(2分)	Ⅲ级(3分)
1. 疼痛				
1.1 时间性	□无疼痛	□偶有疼痛	□间断疼痛	□持续疼痛
1.2 程度*	□无疼痛	□轻度疼痛	□中度疼痛	□重度疼痛
2. 压痛	□无压痛	□重压时疼痛	□中等力度按压时疼痛	□轻度按压即感疼痛
3. 肿胀	□无肿胀	□轻度肿胀,但无积液	□中度肿胀,少量积液	□重度肿胀,积液较多
4. 晨僵	□≤1 min	□1~10 min	□≥10 min	□≥20 min
5. 功能障碍				
5.1 爬楼梯	□无困难	□略感吃力	□非常吃力	□不能爬楼梯
5.2 下蹲	□无困难	□略感困难	□不超过90°	□不能下蹲
5.3 支撑	□不需要	□用一杖(拐)	□用二杖(拐)	□不能负重
5.4 最大步行距离	□>1 km	□300~900 m	□100~300 m	□<100 m
6. 膝关节稳定性	□无不稳	□运动或劳动时偶见	□日常活动偶见	□日常活动常见
7. 影像学评分**	□0~1级	□2级	□3级	□4级

* 程度指 VAS 评分分级:0级(VAS=0分)、1级(0<VAS≤3)、2级(3<VAS≤7)、3级(VAS>7)。
** 影像学评分:0级(正常,无骨赘)、1级(关节间隙可疑变窄,可能有骨赘)、2级(有明显骨赘,关节间隙轻度狭窄)、3级(中等量骨赘,关节间隙狭窄较明显,软骨下骨质轻度硬化改变,范围较小)、4级(大量骨赘形成,可波及软骨面,关节间隙明显狭窄,硬化改变极为明显,关节肥大及明显畸形)。

8. 中医症候主症评分

症 状		评分	得分
关节酸楚疼痛、痛处固定	无	0分	
	偶有酸楚疼痛,痛处固定	2分	
	常感关节酸楚疼痛,痛处固定,轻度影响生活	4分	
	关节酸楚疼痛,痛处固定,严重影响生活	6分	

症　　状		评分	得分
关节处畏风寒,得热则舒	无	0分	
	偶有畏风寒	2分	
	常有畏风寒,添加衣物则缓	4分	
	严重畏风寒,夏天即着厚衣物	6分	
关节重着感或肿胀感	无	0分	
	偶有关节重着感或肿胀感	2分	
	时感关节重着或肿胀,活动尤甚	4分	
	关节重着感或肿胀感影响活动	6分	
关节红肿、灼热、疼痛,得冷则舒	无	0分	
	偶有关节红肿、灼热、疼痛	2分	
	时感关节红肿、灼热、疼痛,冷敷缓解	4分	
	关节严重红肿、灼热、疼痛,影响生活	6分	
关节刺痛,痛处固定	无	0分	
	偶有关节刺痛,痛处固定	2分	
	时有关节刺痛,痛处固定,轻微影响生活	4分	
	关节刺痛严重,痛处固定,严重影响生活	6分	
关节局部有僵硬感,或麻木不仁	无	0分	
	偶有关节僵硬,或麻木不仁	2分	
	时感关节僵硬,或麻木不仁,稍活动后缓解	4分	
	关节僵硬或麻木不仁,活动后不能缓解	6分	
膝关节隐隐作痛,酸困疼痛	无	0分	
	偶有膝关节隐隐作痛,酸困疼痛	2分	
	时有膝关节隐隐作痛,酸困疼痛	4分	
	膝关节隐隐作痛,酸困疼痛,活动不利	6分	
腰膝酸软无力,遇劳更甚	无	0分	
	劳累或久坐后腰膝酸软	2分	
	轻度活动后即感腰膝酸软	4分	
	持续感腰膝酸软无力疲乏,不能站立,休息不能缓解	6分	

附

录

9. 中医症候

1. 形体	中等□　　肥胖□　　消瘦□　　浮肿□
2. 精神与神智	神清□　疲倦/萎靡□　抑郁□　反应迟钝□　淡漠痴呆□　烦躁/焦虑□　紧张□
3. 面色	红润□　　淡白无华□　　苍白□　　青暗□　　黧黑□　　萎黄□　　潮红□
4. 口唇	红润□　　淡白□　　深红□　　青紫□　　青黑□　　紫绀□

5. 语言	自然平和□　　少气/懒言□　　气短喘促□
6. 寒热	正常□　　恶寒发热□　　寒战高热□　　午后潮热□　　五心烦热□　　畏寒喜暖□
7. 汗出与否	正常□　　白天出汗□　　夜间出汗□　　潮热盗汗□
8. 口渴与饮水	正常□　　口不渴□　　口干□　　口渴多饮□　　渴不多饮□
9. 口味	正常□　　口淡乏味□　　口苦□　　口中乏酸□　　口咸□　　口甜/粘腻□ 口中酸馊□
10. 食欲	正常□　　食欲减退□　　多食易饥□　　饥不欲食□　　厌食□
11. 恶心/呕吐	恶心/呕吐□　　呕吐物清稀无酸臭□　　呕吐物秽浊酸臭□　　呕吐不消化食物□ 呕吐清水痰涎□　　呕吐黄绿苦水□
12. 咳嗽咳痰	正常□　　咳嗽□　　咳痰□　　痰白清稀□　　痰白滑量多□　　痰黏难咳□ 痰黄稠有块□　　痰中带血□　　咯脓血/痰味腥□
13. 睡眠	正常□　　失眠多梦□　　身疲困倦嗜睡□
14. 头身	正常□　　头痛□　　眩晕□　　周身疼痛□　　头身困重□
15. 眼耳	正常□　　耳鸣□　　耳聋□　　目干涩□
16. 发齿	正常□　　稀疏□　　发脱□　　发早白□　　齿松□
17. 胸胁	正常□　　胸闷□　　心悸□　　急躁易怒□　　胁下痞块□　　刺痛拒按□ 胁痛困于情志□
18. 腰背	正常□　　酸软乏力□　　酸痛□　　冷痛□
19. 脘腹	正常□　　脘腹胀痛满不适□　　胀痛进食加重□　　拒按□　　胀痛进食减轻□ 喜温喜按□
20. 大便	正常□　　大便干□　　便秘□　　便溏□　　五更泄泻□　　久泻不止□
21. 小便	正常(微黄)□　　小便清长□　　夜尿频多□　　尿少而黄□　　遗尿□　　淋漓不尽□
22. 经带	正常□　　月经量少□　　月经量多□　　色暗有块□　　经痛□　　经闭□ 月经后期□　　绝经□　　带黄臭秽□　　带白清稀无味□
23. 舌体	正常□　　淡嫩□　　苍老□　　胖大□　　边有齿痕迹□　　肿胀□　　瘦薄□ 裂纹舌□　　点刺舌□　　光滑□
24. 舌质	正常(淡红)□　　红□　　淡白□　　淡暗□　　暗红□　　绛红□　　紫暗□ 青舌□　　瘀点斑□
25. 苔色苔质	正常(薄白)□　　白□　　黄□　　灰□　　黑□　　薄□　　厚□　　润□　　燥□ 腐□　　腻□　　少或无□　　其他：
26. 苔润度	正常□　　干□　　润□
27. 脉象	平□　　浮□　　沉□　　迟□　　数□　　洪□　　细□　　实□　　滑□　　涩□ 弦□　　紧□　　缓□　　结□　　促□　　代□

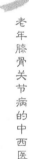

附表 2　WOMAC

		无	轻度	中度	重度	严重
疼痛	平地行走时疼痛	0	1	2	3	4
	上楼或下楼疼痛	0	1	2	3	4
	晚上卧床时疼痛	0	1	2	3	4
	坐或平躺时疼痛	0	1	2	3	4
	站立位时疼痛	0	1	2	3	4
疼痛程度评分						
强直	清晨醒来时膝关节僵硬程度	0	1	2	3	4
	坐、平躺或休息后膝关节僵硬程度	0	1	2	3	4
强直程度评分						
功能	下楼梯困难	0	1	2	3	4
	上楼梯困难	0	1	2	3	4
	从坐位站起困难	0	1	2	3	4
	站立困难	0	1	2	3	4
	弯腰困难	0	1	2	3	4
	平地行走困难	0	1	2	3	4
	从轿车进出困难	0	1	2	3	4
	上街购物困难	0	1	2	3	4
	穿袜子困难	0	1	2	3	4
	起床困难	0	1	2	3	4
	脱袜子困难	0	1	2	3	4
	床上躺下困难	0	1	2	3	4
	进出浴缸困难	0	1	2	3	4
	坐下困难	0	1	2	3	4
	坐马桶困难	0	1	2	3	4
	比较重的家务劳动困难	0	1	2	3	4
	比较轻的家务劳动困难	0	1	2	3	4
功能障碍评分						
WOMAC 总评分						

附

录

附表3 关节活动度测量方法及正常参考值

关节	运动	受检体位	量角器放置方法			正常参考值
			轴心	固定臂	移动臂	
肩关节	屈伸	坐/立位,臂伸展置于体侧	肩峰	平行于腋中线	平行于肱骨纵轴	180°(屈)～50°(伸)
	外展	坐/立位,臂伸展置于体侧	肩峰	平行于身体中线	平行于肱骨纵轴	0～180°
	内外旋	仰卧位,肩外展90°,肘屈曲90°	尺骨鹰嘴	垂直于额状面	平行于前臂纵轴	90°(内旋)～90°(外旋)
肘关节	屈伸	坐/立/仰卧位,臂取解剖位	肱骨外上髁	与肱骨纵轴一致	与桡骨纵轴一致	0～150°
前臂	旋前旋后	坐位,上臂置于体侧,屈肘90°	尺骨茎突	与水平面垂直	腕关节的背面(旋前)或掌面(旋后)	90°(旋前)～90°(旋后)
腕关节	掌屈背伸	坐/站位,屈肘90°,前臂置中立位	尺骨茎突	与前臂纵轴平行	与第二掌骨纵轴一致	90°(掌屈)～70°(背屈)
	桡偏尺偏	坐/立位,屈肘90°,前臂旋前,腕中立位	腕背侧中点	于前臂背侧中线一致	与第三掌骨纵轴一致	25°(桡偏)～55°(尺偏)
髋关节	屈伸	仰/侧卧,对侧下肢伸直,被测下肢在上	股骨大转子	与身体纵轴平行	与股骨纵轴平行	125°(屈)～15°(伸)
	内收外展	仰卧	髂前上棘	左右髂前上棘连线的垂线	髂前上棘至髌骨中心的连线	45°(内收)～45°(外展)
	内旋外旋	仰卧,两小腿于床缘外下垂	髌骨下端	垂直于额状面	平行于胫骨纵轴	45°(内旋)～45°(外旋)
膝关节	屈伸	俯卧、侧卧或坐在椅子边缘	股骨外侧髁	与股骨纵轴平行	与胫骨纵轴平行	0～150°
踝关节	背伸跖屈	仰卧,踝关节中立位	腓骨纵轴线与足外缘交叉处	与腓骨纵轴平行	与第五跖骨纵轴平行	20°(背伸)～50°(跖屈)
	内翻外翻	俯卧,足位于床缘外	两踝中点(踝后方)	小腿后纵轴	轴心与足跟中点连线	35°(内翻)～25°(外翻)

注:一般前臂旋转的测量及记录不遵循解剖中立位法,具体方法见表中。

老年膝骨关节病的中西医结合治疗

附表 4   Lovett 分级法

分级	代表符号	表现	百分数分级
0	Zero,Z	无可见或可感觉到的肌肉收缩	0%
1	Trace,T	肌肉有收缩,但不能产生关节运动	10%
2	Poor,P	在消除重力的情况下,能作全关节活动范围的运动	25%
3	Fair,F	能抗重力作全关节活动范围的运动,但不能抗阻力	50%
4	Good,G	能抗重力和部分外加阻力运动	75%
5	Normal,N	能抗重力和充分阻力的运动	100%

附表 5   MRC 分级法

分级	代表符号	表现
0	Z	无可见或可感觉到的肌肉收缩
1	T	肌肉有收缩,但不能产生关节运动
2⁻	P⁻	消除重力情况下关节可以活动,但活动范围在 $50\%\sim100\%$ 之间
2	P	在消除重力的情况下,能作全关节活动范围的运动
2⁺	P⁺	抗重力情况下关节可以活动,但运动范围小于 50%
3⁻	F⁻	抗重力情况下关节可以活动,但活动范围在 $50\%\sim100\%$ 之间
3	F	能抗重力作全关节活动范围的运动,但不能抗阻力
3⁺	F⁺	能抗重力全关节活动范围运动,但在运动末段对抗一定的阻力
4⁻	G⁻	能对抗一定的阻力运动,但活动范围在 $50\%\sim100\%$ 之间
4	G	能抗重力和部分外加阻力运动
4⁺	G⁺	能抗一定的阻力运动,但在关节活动度末段能对抗全阻力
5⁻	N⁻	能抗重力和充分阻力运动,活动范围在 $50\%\sim100\%$ 之间
5	N	能抗重力和充分阻力的运动

附表 6 Berg 平衡量表

共有 14 项,每项最高 4 分,最低 0 分

一、从坐到站
指令:请站起来,尝试不要用手支撑
(　　)4 不需要帮助独立稳定的站立
(　　)3 需要手的帮助,独立的由坐到站
(　　)2 需要手的帮助并且需要尝试几次才能站立
(　　)1 需要别人最小的帮助来站立或稳定
(　　)0 需要中度或最大帮助来站立

二、无支撑的站立
指令:请在无支撑的情况下站立 2 分钟
(　　)4 能安全站立 2 分钟
(　　)3 在监护下站立 2 分钟
(　　)2 无支撑下站立 30 秒
(　　)1 需要尝试几次才能无支撑站立 30 秒
(　　)0 不能独立的站 30 秒

三、无支撑下坐位,双脚放在地板上或凳子上
指令:请合拢双上肢坐 2 分钟
(　　)4 能安全地坐 2 分钟
(　　)3 无靠背支持地坐 2 分钟,但需要监护
(　　)2 能坐 30 秒
(　　)1 能坐 10 秒
(　　)0 在无支撑的情况下不能坐 10 秒

四、从站到坐
指令:请坐下
(　　)4 能安全地坐下
(　　)3 需要用手的帮助来控制下降
(　　)2 需要用腿的后边靠在椅子上来控制下降
(　　)1 能独立坐下,但不能控制下降速度
(　　)0 需要帮助才能坐下

老年膝骨关节病的中西医结合治疗

五、转移

指令：摆好椅子,让受检者转移到有扶手的椅子上及无扶手的椅子上。可以使用两把椅子(一把有扶手,一把无扶手)或一张床及一把椅子

( )4 需要手的少量帮助即可安全转移

( )3 需要手的充分帮助才能安全转移

( )2 需要语言提示或监护下才能转移

( )1 需要一人帮助

( )0 需要二人帮助或监护下才能安全转移

六、闭目站立

指令：请闭上眼睛站立 10 秒

( )4 能安全地站立 10 秒

( )3 在监护情况下站立 10 秒

( )2 能站 3 秒

( )1 站立很稳,但闭眼不能超过 3 秒

( )0 需帮助防止跌倒

七、双足并拢站立

指令：请你在无帮助下双脚并拢站立

( )4 双脚并拢时能独立安全地站 1 分钟

( )3 在监护情况下站 1 分钟

( )2 能独立将双脚并拢但不能维持 30 秒

( )1 需帮助双脚才能并拢,但能站立 15 秒

( )0 需要帮助双脚并拢,不能站立 15 秒

八、站立情况下双上肢前伸距离

指令：将上肢抬高 90°,将手指伸直并最大可能前伸。上肢上举 90°后,将尺子放在手指末梢。记录经最大努力前倾时手指前伸的距离。如果可能的话,让受检者双上肢同时前伸以防止躯干旋转

( )4 能够前伸超过 25 厘米

( )3 能够安全前伸超过 12 厘米

( )2 能够前伸超过 5 厘米

( )1 在监护的情况下能够前伸

( )0 在试图前伸时失去平衡

九、站立位从地面拾物

( )4 能安全容易地捡起拖鞋

( )3 在监护下能捡起拖鞋

( )2 不能捡起拖鞋但能达到离鞋 2~5 厘米处而可独立保持平衡

附

录

（　　）1 不能捡起，而且捡的过程需要监护

（　　）0 不能进行

十、站立位从左肩及右肩上向后看

指令：从左肩上向后看，再从右肩上向后看。检查者在受检者正后方拿个东西，鼓励患者转身

（　　）4 可从左右向后看，重心转移好

（　　）3 可从一边看，从另一边看重心转移少

（　　）2 仅能从侧方转身但能保持平衡

（　　）1 转身时需要监护

（　　）0 需要帮助来预防失去平衡或跌倒

十一、原地旋转 360°

指令：旋转完整 1 周，暂停，然后从另一方向旋转完整 1 周

（　　）4 左右方向均可在 4 秒内完成 360°旋转

（　　）3 只能在一个方向 4 秒内完成旋转 360°

（　　）2 能安全旋转 360°但速度慢

（　　）1 需要严密的监护或语言提示

（　　）0 在旋转时需要帮助

十二、无支撑站立情况下用双脚交替踏台阶

指令：请交替用脚踏在台阶上或踏板上，连续做直到每只脚接触台阶/踏板 4 次

（　　）4 能独立安全地在 20 秒内踏 8 次

（　　）3 能独立安全踏 8 次，但时间超过 20 秒

（　　）2 在监护下完成 4 次，但不需要帮助

（　　）1 在轻微帮助下完成 2 次

（　　）0 需要帮助预防跌倒/不能进行

十三、无支撑情况下双脚前后站立

指令：将一只脚放在另一只脚的正前方。如果这样不行的话，可扩大步幅，前脚后跟应在后脚脚趾的前面（在评定 3 分时，步幅超过另一只脚的长度，长度接近正常人步行长度）

（　　）4 脚尖对脚跟站立没有距离，持续 30 秒

（　　）3 脚尖对脚跟站立有距离，持续 30 秒

（　　）2 脚向前迈一小步但不在一条直线上，持续 30 秒

（　　）1 帮助下脚向前迈一步，但可维持 15 秒

（　　）0 迈步或站立时失去平衡

十四、单腿站立

指令：不需帮助情况下尽最大努力单腿站立

（　　）4 能用单腿站立并维持 10 秒以上

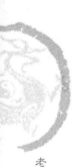

老年膝骨关节病的中西医结合治疗

（　　　）3 能用单腿站立并能维持 5～10 秒

（　　　）2 能用单腿站立并能站立 3 秒或以上

（　　　）1 能抬腿，不能维持 3 秒

（　　　）0 不能进行或需要帮助预防跌倒

0～20 分：提示患者平能功能差，需要乘坐轮椅；

21～40 分：提示患者有一定的平衡能力，可以在辅助下步行；

41～56 分：提示患者平衡功能良好，可独立步行；

＜40 分：提示有跌倒的危险。

附表 7　改良 Barthel 指数

项　目	内　　　容	评定标准
大便	失禁	0
	偶尔失禁或需要器具帮助	5
	能控制；如果需要，能使用灌肠剂或栓剂	10
小便	失禁	0
	偶尔失禁或需要器具帮助	5
	能控制；如果需要，能使用集尿器	10
修饰	需要帮助	0
	独立洗脸、梳头、刷牙、剃须	5
洗澡	依赖	0
	自理	5
入厕	依赖别人	0
	需要部分帮助；在穿脱衣裤或使用卫生纸时需要帮助	5
	独立用厕所或便盆，穿脱衣裤，冲洗或清洗便盆	10
吃饭	依赖别人	0
	需要部分帮助（如切割食物，搅拌食物）	5
	能使用任何需要的装置，在适当的时间内独立进食	10
穿衣	依赖	0
	需要帮助，但在适当的时间内至少完成一半的工作	5
	自理（系、开纽扣，关、开拉锁和穿脱支具）	10
转移	完全依赖别人，不能坐	0
	能坐，但需要大量帮助（2 人）才能转移	5
	需少量帮助（1 人）或指导	10
	独立从床到轮椅，再从轮椅到床，包括从床上坐起、刹住轮椅、抬起脚踏板	15

项　目	内　　　容	评定标准
行走	不能动	0
	在轮椅上独立行动,能行走 45 米	5
	需要 1 人帮助行走(体力或语言指导)45 米	10
	能在水平路面上行走 45 米,可以使用辅助装置,不包括带轮的助行器	15
上下楼梯	不能	0
	需要帮助和监督	5
	独立,可以使用辅助装置	10
总分		

说明:此表是用来评定日常生活活动能力的,是康复医学的特色及常用的量表之一。可在治疗前中后对患者进行评价。以患者日常实际表现作为依据,而不以患者可能具有的能力为准。

0～20 分＝极严重功能障碍　　　20～45 分＝严重功能障碍　　　50～70 分＝中度功能障碍

75～95 分＝轻度功能障碍　　　100 分＝日常生活能力自理

附表 8　SF - 36 健康状况调查表

SF - 36 健康调查简表(the MOS item short form health survey, SF - 36)是在 1988 年 Stewartse 研制的医疗结局研究量表(medical outcomes study-short form, MOS SF)的基础上,由美国波士顿健康研究发展而来。1991 年浙江大学医学院社会医学教研室翻译了中文版的 SF - 36。

1. 总体来讲,您的健康状况是:

① 非常好　② 很好　③ 好　④ 一般　⑤ 差

2. 跟 1 年以前比您觉得自己的健康状况是:

① 比 1 年前好多了　② 比 1 年前好一些　③ 跟 1 年前差不多　④ 比 1 年前差一些　⑤ 比 1 年前差多了

(权重或得分依次为 1、2、3、4、5)

健康和日常活动

3. 以下这些问题都和日常活动有关。请您想一想,您的健康状况是否限制了这些活动? 如果有限制,程度如何?

(1) 重体力活动。如跑步举重、参加剧烈运动等:

① 限制很大　② 有些限制　③ 毫无限制

(权重或得分依次为 1、2、3;下同)注意:如果采用汉化版本,则得分为 1、2、3、4,则得分转换时做相应的改变。

（2）适度的活动。如移动一张桌子、扫地、打太极拳、做简单体操等：

　①限制很大　②有些限制　③毫无限制

（3）手提日用品。如买菜、购物等：

　①限制很大　②有些限制　③毫无限制

（4）上几层楼梯：

　①限制很大　②有些限制　③毫无限制

（5）上一层楼梯：

　①限制很大　②有些限制　③毫无限制

（6）弯腰、屈膝、下蹲：

　①限制很大　②有些限制　③毫无限制

（7）步行 1 500 米以上的路程：

　①限制很大　②有些限制　③毫无限制

（8）步行 1 000 米的路程：

　①限制很大　②有些限制　③毫无限制

（9）步行 100 米的路程：

　①限制很大　②有些限制　③毫无限制

（10）自己洗澡、穿衣：

　①限制很大　②有些限制　③毫无限制

4. 在过去 4 个星期里，您的工作和日常活动有无因为身体健康的原因而出现以下这些问题？

　（1）减少了工作或其他活动时间：

　①是　②不是

　（权重或得分依次为 1、2；下同）

　（2）本来想要做的事情只能完成一部分：

　①是　②不是

　（3）想要干的工作或活动种类受到限制：

　①是　②不是

　（4）完成工作或其他活动困难增多（比如需要额外的努力）：

　①是　②不是

5. 在过去 4 个星期里，您的工作和日常活动有无因为情绪的原因（如压抑或忧虑）而出现以下这些问题？

　（1）减少了工作或活动时间：

　①是　②不是

　（权重或得分依次为 1、2；下同）

附

录

（2）本来想要做的事情只能完成一部分：

① 是　② 不是

（3）干事情不如平时仔细：

① 是　② 不是

6. 在过去 4 周里,您的健康或情绪不好在多大程度上影响了您与家人、朋友、邻居或集体的正常社会交往?

① 完全没有影响　② 有一点影响　③ 中等影响　④ 影响很大　⑤ 影响非常大
（权重或得分依次为 5、4、3、2、1）

7. 在过去 4 个星期里,您有身体疼痛吗?

① 完全没有疼痛　② 有很轻微疼痛　③ 有轻微疼痛　④ 中等疼痛　⑤ 严重疼痛　⑥ 很严重疼痛

（权重或得分依次为 6、5.4、4.2、3.1、2.2、1）

8. 在过去 4 个星期里,您的身体疼痛影响了您的工作和家务吗?

① 完全没有影响　② 有一点影响　③ 中等影响　④ 影响很大　⑤ 影响非常大
（如果 7 无 8 无,权重或得分依次为 6、4.75、3.5、2.25、1;如果为 7 有 8 无,则为 5、4、3、2、1）
您的感觉

9. 以下这些问题是关于过去 1 个月里您自己的感觉,对每一条问题所说的事情,您的情况是什么样的?

（1）您觉得生活充实：

① 所有的时间　② 大部分时间　③ 比较多时间　④ 一部分时间　⑤ 小部分时间　⑥ 没有这种感觉

（权重或得分依次为 6、5、4、3、2、1）

（2）您是一个敏感的人：

① 所有的时间　② 大部分时间　③ 比较多时间　④ 一部分时间　⑤ 小部分时间　⑥ 没有这种感觉

（权重或得分依次为 1、2、3、4、5、6）

（3）您的情绪非常不好,什么事都不能使您高兴起来：

① 所有的时间　② 大部分时间　③ 比较多时间　④ 一部分时间　⑤ 小部分时间　⑥ 没有这种感觉

（权重或得分依次为 1、2、3、4、5、6）

（4）您的心里很平静：

① 所有的时间　② 大部分时间　③ 比较多时间　④ 一部分时间　⑤ 小部分时间　⑥ 没有这种感觉

（权重或得分依次为 6、5、4、3、2、1）

（5）您做事精力充沛：

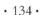

老年膝骨关节病的中西医结合治疗

134

① 所有的时间　② 大部分时间　③ 比较多时间　④ 一部分时间　⑤ 小部分时间
⑥ 没有这种感觉

（权重或得分依次为 6、5、4、3、2、1）

（6）您的情绪低落：

① 所有的时间　② 大部分时间　③ 比较多时间　④ 一部分时间　⑤ 小部分时间
⑥ 没有这种感觉

（权重或得分依次为 1、2、3、4、5、6）

（7）您觉得筋疲力尽：

① 所有的时间　② 大部分时间　③ 比较多时间　④ 一部分时间　⑤ 小部分时间
⑥ 没有这种感觉

（权重或得分依次为 1、2、3、4、5、6）

（8）您是个快乐的人：

① 所有的时间　② 大部分时间　③ 比较多时间　④ 一部分时间　⑤ 小部分时间
⑥ 没有这种感觉

（权重或得分依次为 6、5、4、3、2、1）

（9）您感觉厌烦：

① 所有的时间　② 大部分时间　③ 比较多时间　④ 一部分时间　⑤ 小部分时间
⑥ 没有这种感觉

（权重或得分依次为 1、2、3、4、5、6）

10. 不健康影响了您的社会活动（如走亲访友）：

① 所有的时间　② 大部分时间　③ 比较多时间　④ 一部分时间　⑤ 小部分时间
⑥ 没有这种感觉

（权重或得分依次为 1、2、3、4、5）

总体健康情况

11. 请看下列每一条问题，哪一种答案最符合您的情况？

（1）我好像比别人容易生病：

① 绝对正确　② 大部分正确　③ 不能肯定　④ 大部分错误　⑤ 绝对错误

（权重或得分依次为 1、2、3、4、5）

（2）我跟周围人一样健康：

① 绝对正确　② 大部分正确　③ 不能肯定　④ 大部分错误　⑤ 绝对错误

（权重或得分依次为 5、4、3、2、1）

（3）我认为我的健康状况在变坏：

① 绝对正确　② 大部分正确　③ 不能肯定　④ 大部分错误　⑤ 绝对错误

（权重或得分依次为 1、2、3、4、5）

（4）我的健康状况非常好：

① 绝对正确 ② 大部分正确 ③ 不能肯定 ④ 大部分错误 ⑤ 绝对错误

（权重或得分依次为 5、4、3、2、1）

附表 9 世界卫生组织生存质量测定简表
（WHO QOL – BREF）

生存质量测定量表简表
（QOL – BREF）

有关您个人的情况

1. 您的性别：

男□ 女□

2. 年龄：

3. 您的出生日期：　　年　　月　　日

4. 您的最高学历是：

小学□ 初高中或中专□ 大专□ 大学本科□ 研究生□

5. 您的婚姻状况：

未婚□ 已婚□ 同居□ 分居□ 离异□ 丧偶□

6. 现在您正生病吗？

是□ 否□

7. 目前您有什么健康问题？

8. 您的职业是：

工人□ 农民□ 行政工作者□ 服务行业□ 知识分子□ 其他□

填表说明

这份问卷是要了解您对自己的生存质量、健康情况及日常活动的感觉如何，请您一定回答所有问题。如果某个问题您不能确定如何回答，就选择最接近您自己真实感觉的那个答案。

所有问题都请您按照自己的标准、愿望，或者自己的感觉来回答。注意所有问题都只是您最近两星期内的情况。例如：您能从他人那里得到您所需要的支持吗？

根本不能	很少能	能（一般）	多数能	完全能
1	2	3	4	5

请您根据两周来您从他人处获得所需要的支持的程度在最适合的数字处打一个"√",如果您多数时候能得到所需要的支持,就在数字"4"处打一个"√",如果根本得不到所需要的帮助,就在数字"1"处打一个"√"。

请阅读每一个问题,根据您的感觉,选择最适合您情况的答案。

1. (G1)您怎样评价您的生存质量?

很差	差	不好也不差	好	很好
1	2	3	4	5

2. (G4)您对自己的健康状况满意吗?

很不满意	不满意	既非满意也非不满意	满意	很满意
1	2	3	4	5

下面的问题是关于两周来您经历某些事情的感觉。

3. (F1.4)您觉得疼痛妨碍您去做自己需要做的事情吗?

根本不妨碍	很少妨碍	有妨碍(一般)	比较妨碍	极妨碍
1	2	3	4	5

4. (F11.3)您需要依靠医疗的帮助进行日常生活吗?

根本不需要	很少需要	需要(一般)	比较需要	极需要
1	2	3	4	5

5. (F4.1)您觉得生活有乐趣吗?

根本没乐趣	很少有乐趣	有乐趣(一般)	比较有乐趣	极有乐趣
1	2	3	4	5

6. (F24.2)您觉得自己的生活有意义吗?

根本没意义	很少有意义	有意义(一般)	比较有意义	极有意义
1	2	3	4	5

7. (F5.3)您能集中注意力吗?

根本不能	很少能	能(一般)	比较能	极能
1	2	3	4	5

8. (F16.1)日常生活中您感觉安全吗?

根本不安全	很少安全	安全(一般)	比较安全	极安全
1	2	3	4	5

9. (F22.1)您的生活环境对健康好吗?

根本不好	很少好	好(一般)	比较好	极好
1	2	3	4	5

下面的问题是关于两周来您做某些事情的能力。

10. (F2.1)您有充沛的精力去应付日常生活吗？

根本没精力	很少有精力	有精力(一般)	多数有精力	完全有精力
1	2	3	4	5

11. (F7.1)您认为自己的外形过得去吗？

根本过不去	很少过得去	过得去(一般)	多数过得去	完全过得去
1	2	3	4	5

12. (F18.1)您的钱够用吗？

根本不够用	很少够用	够用(一般)	多数够用	完全够用
1	2	3	4	5

13. (F20.1)在日常生活中您需要的信息都齐备吗？

根本不齐备	很少齐备	齐备(一般)	多数齐备	完全齐备
1	2	3	4	5

14. (F21.1)您有机会进行休闲活动吗？

根本没机会	很少有机会	有机会(一般)	多数有机会	完全有机会
1	2	3	4	5

15. (F9.1)您行动的能力如何？

很差	差	不好也不差	好	很好
1	2	3	4	5

下面的问题是关于两周来您对自己日常生活各个方面的满意程度。

16. (F3.3)您对自己的睡眠情况满意吗？

很不满意	不满意	既非满意也非不满意	满意	很满意
1	2	3	4	5

17. (F10.3)您对自己做日常生活事情的能力满意吗？

很不满意	不满意	既非满意也非不满意	满意	很满意
1	2	3	4	5

18. (F12.4)您对自己的工作能力满意吗？

很不满意	不满意	既非满意也非不满意	满意	很满意
1	2	3	4	5

老年膝骨关节病的中西医结合治疗

19. (F6.3)您对自己满意吗？

很不满意	不满意	既非满意也非不满意	满意	很满意
1	2	3	4	5

20. (F13.3)您对自己的人际关系满意吗？

很不满意	不满意	既非满意也非不满意	满意	很满意
1	2	3	4	5

21. (F15.3)您对自己的性生活满意吗？

很不满意	不满意	既非满意也非不满意	满意	很满意
1	2	3	4	5

22. (F14.4)您对自己从朋友那里得到的支持满意吗？

很不满意	不满意	既非满意也非不满意	满意	很满意
1	2	3	4	5

23. (F17.3)您对自己居住地的条件满意吗？

很不满意	不满意	既非满意也非不满意	满意	很满意
1	2	3	4	5

24. (F19.3)您对得到卫生保健服务的方便程度满意吗？

很不满意	不满意	既非满意也非不满意	满意	很满意
1	2	3	4	5

25. (F23.3)您对自己的交通情况满意吗？

很不满意	不满意	既非满意也非不满意	满意	很满意
1	2	3	4	5

下面的问题是关于两周来您经历某些事情的频繁程度。

26. (F8.1)您有消极感受吗？（如情绪低落、绝望、焦虑、忧郁）

没有消极感受	偶尔有消极感受	时有时无	经常有消极感受	总是有消极感受
1	2	3	4	5

此外，还有三个问题。

27. 家庭摩擦影响您的生活吗？

根本不影响	很少影响	影响（一般）	有比较大影响	有极大影响
1	2	3	4	5

28. 您的食欲怎么样？

很差	差	不好也不差	好	很好
1	2	3	4	5

29. 如果让您综合以上各方面（生理健康、心理健康、社会关系和周围环境等方面）给自己的生存质量打一个总分，您打多少分？（满分为 100 分）＿＿＿＿分

您是在别人的帮助下填完这份调查表的吗？是□　否□

您花了多长时间来填完这份调查表？（　　）分钟

您对本问卷有何建议：

感谢您的帮助！

填表日期：

附表 10　关节炎影响指数（AIMS2）

活动水平

过去 1 个月内：	每天	大部分时间	有时	很少	完全没有
1. 是否经常开车或乘坐公共交通工具？					
2. 是否每天参加室外活动？					
3. 是否经常就近参加一些劳动？					
4. 是否经常有人帮助您出门？					
5. 是否经常卧床或坐轮椅？					

步行和上床休息

过去 1 个月内：	每天	大部分时间	有时	很少	完全没有
6. 参加剧烈活动是否有困难，如跑步、举重物或体育运动？					
7. 步行几个街区或爬几层楼梯是否有困难？					
8. 弯腰、站起、跨门槛是否有困难？					

9. 步行 1 个街区或爬 1 层楼梯是否有困难?

10. 是否没有人辅助或应用手杖、拐杖、助行器就不能行走?

手和指的功能

过去 1 个月内:	每天	大部分时间	有时	很少	完全没有

11. 用钢笔或钢笔写字是否方便?

12. 穿衣扣纽扣是否方便?

13. 开锁是否方便?

14. 用手打结是否方便?

15. 是否能够轻松打开一瓶新罐头或食物?

手臂的功能

过去 1 个月内:	每天	大部分时间	有时	很少	完全没有

16. 用餐巾纸擦嘴是否方便?

17. 是否能够轻松穿上套衫?

18. 是否能够轻松梳头?

19. 是否能够轻松后背抓痒?

20. 是否能够轻松从高过头的架子上取物?

自理任务

过去 1 个月内:	总是	经常	有时	几乎没有	从来没有

21. 洗澡时需要帮助吗?

22. 穿衣服需要帮助吗?

23. 洗漱时需要帮助吗?

24. 上床或下床需要帮助吗?

家务劳动方面的问题

过去 1 个月内:	总是	经常	有时	几乎没有	从来没有

25. 如果您能够去杂货店,购物时需不需要帮助?

26. 如果有厨具，您能不需要帮
    助准备自己的三餐吗？

27. 如果有相应工具，您能不需
    要帮助做家务吗？

28. 如果有相关设施，您能不需
    要帮助洗衣服吗？

社会活动

在过去 1 个月内：	每天	大部分时间	有时	很少	完全没有
29. 是否经常和亲朋好友聚会？					
30. 是否经常邀请亲朋好友到家做客吗？					
31. 是否经常到亲戚、朋友家做客？					
32. 是否经常与亲朋好友打电话？					
33. 是否经常参加教堂、咖啡馆或其它地方组织的聚会？					

从家人和朋友处获得的帮助

在过去 1 个月内：	总是	经常	有时	几乎没有	从来没有
34. 如果您需要帮助时，是否感觉到有家人和朋友在身旁？					
35. 您是否感觉到家人或朋友十分理解您需要什么？					
36. 您是否感觉到您的家人或朋友十分乐于帮助您解决问题？					
37. 您是否感觉到家人或朋友知道关节炎对您的影响？					

疼痛

在过去 1 个月内：	十分严重	中等	轻微	很轻	没有
38. 您感觉您的关节炎疼痛程度如何？					

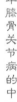

老年膝骨关节病的中西医结合治疗

在过去 1 个月内:	每天	大部分时间	有时	很少	完全没有
39. 是否经常有十分严重的疼痛?					
40. 是否经常有 2 个以上关节同时疼痛?					
41. 早晨睡醒后的晨僵时间大于 1 个小时的天数?					
42. 因疼痛影响睡眠的天数?					

工作

在过去 1 个月内:	有工资的工作	家务劳动	学校工作	没有被雇佣	功能障碍	退休
43. 您的主要工作类型是什么?						

如果回答没有工作、功能障碍、退休,请跳过下面的 4 个问题

在过去 1 个月内	每天	大部分时间	有时	很少	完全没有
44. 是否经常不能参加劳动?					
45. 是否经常要请一会儿假?					
46. 是否经常出现工作不如以往仔细和准确?					
47. 是否经常要改变工作内容和方式?					

紧张程度

在过去 1 个月内:	总是	经常	有时	几乎没有	从来没有
48. 是否经常感到紧张?					
49. 是否经常受到紧张情绪的困扰?					
50. 是否经常能够无困难的放松?					
51. 是否经常感觉到放松,无紧张?					
52. 是否经常感觉到内心平静?					

情绪

在过去 1 个月内:	总是	经常	有时	几乎没有	从来没有
53. 是否经常能够投入到从事的事情上?					

54. 是否经常情绪低落？

55. 是否经常觉得没有什么是你想要的？

56. 是否经常觉得您的去世后别人过得会更好？

57. 是否经常感觉十分沮丧，没有事情能让您高兴起来？

健康程度的满意度

在过去1个月内：	十分满意	有些满意	既不满意，也不不满意	有些不满意	十分不满意

58. 对下面每一个部分的满意程度

活动能力（如差事）

走路和上床（如爬楼梯）

手和指的功能（如打结）

手臂的功能（如梳头）

自我照顾的能力（如洗澡）

家务劳动能力（如家务劳动）

社会活动能力（如看望朋友）

家庭的照护（如帮助解决问题）

疼痛（如关节疼痛）

工作（如减少工作时间）

紧张程度（如感觉紧张）

情绪（如沮丧）

关节炎对各个部分的影响

在过去1个月内：	没有问题	完全由于其它原因	大部分由于其它原因	部分由于关节炎，部分由于其它原因	大部分由于关节炎	全部由于关节炎

59. 下面每个领域的困难是由于？

活动能力（如差事）

走路和上床（如爬楼梯）

手和指的功能（如打结）

手臂的功能（如梳头）

自我照顾的能力（如洗澡）

家务劳动能力（如家务劳动）

社会活动能力（如看望朋友）

家庭的照护（如帮助解决问题）

疼痛（如关节疼痛）

工作（如减少工作时间）

紧张程度（如感觉紧张）

情绪（如沮丧）

请选择您认为最重要的 3 个问题,请在问题后打"√"

60. 健康领域

活动能力（如差事）

走路和上床（如爬楼梯）

手和指的功能（如打结）

手臂的功能（如梳头）

自我照顾的能力（如洗澡）

家务劳动能力（如家务劳动）

社会活动能力（如看望朋友）

家庭的照护（如帮助解决问题）

疼痛（如关节疼痛）

工作（如减少工作时间）

紧张程度（如感觉紧张）

情绪（如沮丧）

现在和将来的健康情况:

	很好	较好	一般	较差
61. 您现在的健康状况如何?				

	十分满意	有些满意	既不满意,也不不满意	有些不满意	十分不满意
62. 您对目前的健康状况满意吗?					

附

录

	没有问题	完全由于其他原因	大部分由于其他原因	部分由于关节炎，部分由于其他原因	大部分由于关节炎	全部由于关节炎
63. 关节炎对您的健康状况影响有多大？						

	很好	较好	一般	较差	
64. 您推测您从现在到 10 年后的健康状况如何？					

	没有一点问题	问题很小	有问题	问题很大	
65. 您推测从现在到 10 年后关节炎将会					

关节炎的整体影响

	很好	好	一般	差	很差
66. 对于关节炎的整体影响,您感觉会比同龄人如何？					

67. 您的关节炎类型是:

类风湿性关节炎

骨关节炎/退变性关节炎

系统性红斑性狼疮

纤维肌痛

硬皮病

银屑病关节炎

Reiter 综合征

痛风

腰疼

肌腱炎/滑囊炎

骨质疏松

其他

68. 您患关节炎有多少年了？

在过去 1 个月内：	每天	大部分时间	有时	很少	完全没有
69. 是否经常需要服用药物来治疗关节炎？					

70. 您是否还患有以下疾病？　　　是　　　否

高血压

心脏病

精神疾病

糖尿病

肿瘤

酗酒或药物依赖

肺部疾病

肾脏疾病

肝脏疾病

胃溃疡或其他胃肠疾病

贫血或其他血液疾病

　　　　　　　　　　　　　是　　　否

71. 是否每天服药治疗其他疾病
　　（不包括关节炎）

72. 上一年您是否因为其他疾病
　　看医生次数超过 3 次？

73. 您的年龄？

74. 您的性别？

	白种人	黑种人	西班牙裔	亚洲或太平洋岛人	美洲印第安人或阿拉斯加原住民	其它

75. 您的种族

	结婚	分居	离婚	丧偶	没有结过婚

76. 您的婚姻状况

	低于 7 年学校教育	7～9 年学校教育	10～11 年学校教育	高中毕业	1～4 年的大学教育	大学毕业	研究生教育

77. 您的学历

低于 1万 美元	1万~ 2万 美元	2万~ 3万 美元	3万~ 4万 美元	4万~ 5万 美元	5万~ 6万 美元	6万~ 7万 美元	7万 美元 以上

78. 您的家庭收入,包括:

工资、残疾补助、退休
金、各种福利等

附表 11 症状自评量表(SCL－90)

自评/他评

姓名:

性别:

年龄:

职业:

文化程度:

住院号:

联系电话:

联系地址:

【指导语】以下 90 个条目列出了可能存在的病痛或问题,请您仔细阅读每一条,然后根据最近 1 个星期内这个问题影响您或使您感到苦恼的程度,实事求是地找出一个符合您自己情况的答案,并在相应答案下的数字上打"√"。

1. 头痛	5. 对异性的兴趣减退
没有　很轻　中度　偏重　严重 ①　　②　　③　　④　　⑤	没有　很轻　中度　偏重　严重 ①　　②　　③　　④　　⑤
2. 神经过敏,心中不踏实	6. 对旁人责备求全
没有　很轻　中度　偏重　严重 ①　　②　　③　　④　　⑤	没有　很轻　中度　偏重　严重 ①　　②　　③　　④　　⑤
3. 头脑中有不必要的想法或字句盘旋	7. 感到别人能控制您的思想
没有　很轻　中度　偏重　严重 ①　　②　　③　　④　　⑤	没有　很轻　中度　偏重　严重 ①　　②　　③　　④　　⑤
4. 头晕或昏倒	8. 责怪别人制造麻烦
没有　很轻　中度　偏重　严重 ①　　②　　③　　④　　⑤	没有　很轻　中度　偏重　严重 ①　　②　　③　　④　　⑤

9. 忘性大	22. 感到受骗,中了圈套或有人想抓你
没有　很轻　中度　偏重　严重 ①　　②　　③　　④　　⑤	没有　很轻　中度　偏重　严重 ①　　②　　③　　④　　⑤
10. 担心自己的衣饰整齐及仪态的端正	23. 无缘无故地感觉到害怕
没有　很轻　中度　偏重　严重 ①　　②　　③　　④　　⑤	没有　很轻　中度　偏重　严重 ①　　②　　③　　④　　⑤
11. 容易烦恼和激动	24. 自己不能控制的大发脾气
没有　很轻　中度　偏重　严重 ①　　②　　③　　④　　⑤	没有　很轻　中度　偏重　严重 ①　　②　　③　　④　　⑤
12. 胸痛	25. 怕单独出门
没有　很轻　中度　偏重　严重 ①　　②　　③　　④　　⑤	没有　很轻　中度　偏重　严重 ①　　②　　③　　④　　⑤
13. 害怕空旷的场所或街道	26. 经常责怪自己
没有　很轻　中度　偏重　严重 ①　　②　　③　　④　　⑤	没有　很轻　中度　偏重　严重 ①　　②　　③　　④　　⑤
14. 感到自己精力下降,活动减慢	27. 腰痛
没有　很轻　中度　偏重　严重 ①　　②　　③　　④　　⑤	没有　很轻　中度　偏重　严重 ①　　②　　③　　④　　⑤
15. 想结束自己的生命	28. 感到难以完成任务
没有　很轻　中度　偏重　严重 ①　　②　　③　　④　　⑤	没有　很轻　中度　偏重　严重 ①　　②　　③　　④　　⑤
16. 听到旁人听不到声音	29. 感到孤独
没有　很轻　中度　偏重　严重 ①　　②　　③　　④　　⑤	没有　很轻　中度　偏重　严重 ①　　②　　③　　④　　⑤
17. 发抖	30. 感到苦闷
没有　很轻　中度　偏重　严重 ①　　②　　③　　④　　⑤	没有　很轻　中度　偏重　严重 ①　　②　　③　　④　　⑤
18. 感到大多数人都不可信任	31. 过分担忧
没有　很轻　中度　偏重　严重 ①　　②　　③　　④　　⑤	没有　很轻　中度　偏重　严重 ①　　②　　③　　④　　⑤
19. 胃口不好	32. 对事物不感兴趣
没有　很轻　中度　偏重　严重 ①　　②　　③　　④　　⑤	没有　很轻　中度　偏重　严重 ①　　②　　③　　④　　⑤
20. 容易哭泣	33. 感到害怕
没有　很轻　中度　偏重　严重 ①　　②　　③　　④　　⑤	没有　很轻　中度　偏重　严重 ①　　②　　③　　④　　⑤
21. 同异性相处时感到害羞不自在	34. 您的感情易受到伤害
没有　很轻　中度　偏重　严重 ①　　②　　③　　④　　⑤	没有　很轻　中度　偏重　严重 ①　　②　　③　　④　　⑤

附

录

35. 旁人能知道您的私下想法	49. 一阵阵发冷或发热
没有 很轻 中度 偏重 严重 ① ② ③ ④ ⑤	没有 很轻 中度 偏重 严重 ① ② ③ ④ ⑤
36. 感到别人不理解您、不同情您	50. 因感害怕而避开某些东西、场合或活动
没有 很轻 中度 偏重 严重 ① ② ③ ④ ⑤	没有 很轻 中度 偏重 严重 ① ② ③ ④ ⑤
37. 感到人们对您不友好,不喜欢您	51. 脑子变空了
没有 很轻 中度 偏重 严重 ① ② ③ ④ ⑤	没有 很轻 中度 偏重 严重 ① ② ③ ④ ⑤
38. 做事情必须做得很慢以保证做正确	52. 身体发麻或刺痛
没有 很轻 中度 偏重 严重 ① ② ③ ④ ⑤	没有 很轻 中度 偏重 严重 ① ② ③ ④ ⑤
39. 心跳得很厉害	53. 喉咙有梗塞感
没有 很轻 中度 偏重 严重 ① ② ③ ④ ⑤	没有 很轻 中度 偏重 严重 ① ② ③ ④ ⑤
40. 恶心或胃不舒服	54. 感到前途没有希望
没有 很轻 中度 偏重 严重 ① ② ③ ④ ⑤	没有 很轻 中度 偏重 严重 ① ② ③ ④ ⑤
41. 感到比不上别人	55. 不能集中注意
没有 很轻 中度 偏重 严重 ① ② ③ ④ ⑤	没有 很轻 中度 偏重 严重 ① ② ③ ④ ⑤
42. 肌肉酸痛	56. 感到身体的某一部分软弱无力
没有 很轻 中度 偏重 严重 ① ② ③ ④ ⑤	没有 很轻 中度 偏重 严重 ① ② ③ ④ ⑤
43. 感到有人在监视你、谈论你	57. 感到紧张或容易紧张
没有 很轻 中度 偏重 严重 ① ② ③ ④ ⑤	没有 很轻 中度 偏重 严重 ① ② ③ ④ ⑤
44. 难以入睡	58. 感到手或脚发重
没有 很轻 中度 偏重 严重 ① ② ③ ④ ⑤	没有 很轻 中度 偏重 严重 ① ② ③ ④ ⑤
45. 做事必须反复检查	59. 想到死亡的事
没有 很轻 中度 偏重 严重 ① ② ③ ④ ⑤	没有 很轻 中度 偏重 严重 ① ② ③ ④ ⑤
46. 难以做出决定	60. 吃得太多
没有 很轻 中度 偏重 严重 ① ② ③ ④ ⑤	没有 很轻 中度 偏重 严重 ① ② ③ ④ ⑤
47. 怕乘电车、公共汽车、地铁或火车	61. 当别人看着您或谈论您时感到不自在
没有 很轻 中度 偏重 严重 ① ② ③ ④ ⑤	没有 很轻 中度 偏重 严重 ① ② ③ ④ ⑤
48. 呼吸有困难	62. 有一些不属于您自己的想法
没有 很轻 中度 偏重 严重 ① ② ③ ④ ⑤	没有 很轻 中度 偏重 严重 ① ② ③ ④ ⑤

老年膝骨关节病的中西医结合治疗

63. 有想打人或伤害他人的冲动
没有　很轻　中度　偏重　严重
①　　②　　③　　④　　⑤

64. 醒得太早
没有　很轻　中度　偏重　严重
①　　②　　③　　④　　⑤

65. 必须反复洗手、点数目或触摸某些东西
没有　很轻　中度　偏重　严重
①　　②　　③　　④　　⑤

66. 睡得不稳不深
没有　很轻　中度　偏重　严重
①　　②　　③　　④　　⑤

67. 有想摔坏或破坏东西的冲动
没有　很轻　中度　偏重　严重
①　　②　　③　　④　　⑤

68. 有一些别人没有的想法或念头
没有　很轻　中度　偏重　严重
①　　②　　③　　④　　⑤

69. 感到对别人神经过敏
没有　很轻　中度　偏重　严重
①　　②　　③　　④　　⑤

70. 在商场或电影院等人多地方感到不自在
没有　很轻　中度　偏重　严重
①　　②　　③　　④　　⑤

71. 感到任何事情都很困难
没有　很轻　中度　偏重　严重
①　　②　　③　　④　　⑤

72. 一阵阵恐惧或惊恐
没有　很轻　中度　偏重　严重
①　　②　　③　　④　　⑤

73. 感到在公共场合吃东西很不舒服
没有　很轻　中度　偏重　严重
①　　②　　③　　④　　⑤

74. 经常与人争论
没有　很轻　中度　偏重　严重
①　　②　　③　　④　　⑤

75. 单独一个人时神经很紧张
没有　很轻　中度　偏重　严重
①　　②　　③　　④　　⑤

76. 别人对您的成绩没有做出恰当的评价
没有　很轻　中度　偏重　严重
①　　②　　③　　④　　⑤

77. 即使和别人在一起也感到孤单
没有　很轻　中度　偏重　严重
①　　②　　③　　④　　⑤

78. 感到坐立不安心神不定
没有　很轻　中度　偏重　严重
①　　②　　③　　④　　⑤

79. 感到自己没有什么价值
没有　很轻　中度　偏重　严重
①　　②　　③　　④　　⑤

80. 感到熟悉的东西变成陌生或不像真的
没有　很轻　中度　偏重　严重
①　　②　　③　　④　　⑤

81. 大叫或摔东西
没有　很轻　中度　偏重　严重
①　　②　　③　　④　　⑤

82. 害怕会在公共场合昏倒
没有　很轻　中度　偏重　严重
①　　②　　③　　④　　⑤

83. 感到别人想占您便宜
没有　很轻　中度　偏重　严重
①　　②　　③　　④　　⑤

84. 为一些有关"性"的想法而很苦恼
没有　很轻　中度　偏重　严重
①　　②　　③　　④　　⑤

85. 认为应该因为自己的过错而受到惩罚
没有　很轻　中度　偏重　严重
①　　②　　③　　④　　⑤

86. 感到要赶快把事情做完
没有　很轻　中度　偏重　严重
①　　②　　③　　④　　⑤

87. 感到自己的身体有严重问题
没有　很轻　中度　偏重　严重
①　　②　　③　　④　　⑤

88. 从未感到和其他人很亲近
没有　很轻　中度　偏重　严重
①　　②　　③　　④　　⑤

89. 感到自己有罪
没有　很轻　中度　偏重　严重
①　　②　　③　　④　　⑤

90. 感到自己的脑子有毛病
没有　很轻　中度　偏重　严重
①　　②　　③　　④　　⑤

附录

附表 12　膝痹病(膝关节骨性关节炎)中西医结合临床路径住院表单

适用对象：第一诊断为膝痹病(膝关节骨性关节炎)(TCD 编码：BNV090、ICD-10 编码：M17.901)。

患者姓名：_____　性别：___　年龄：___　门诊号：_____　住院号：_____

住院日期：_____年_月_日　　　出院日期：_____年_月_日

标准住院日≤10 天　　　　实际住院日：_____天

时间	年　月　日 (第1天)	年　月　日 (第2~3天)	年　月　日 (第4~9天)	年　月　日 (第10天)
主要诊疗工作	□ 询问病情,体格检查 □ 中医四诊资料采集 □ 下达医嘱,开出各项检查单 □ 完成首次病程记录 □ 完成入院记录 □ 完成初步诊断 □ 对症处理 □ 向患者及家属交代病情和注意事项	□ 实施各项实验室检查和影像学检查 □ 完成上级医师查房,进一步明确诊断,指导治疗 □ 向家属交代病情和治疗注意事项 □ 实施手法等治疗措施 □ 确定治疗方案 □ 关节腔内治疗 □ 防治并发症	□ 根据患者病情变化及时调整治疗方案 □ 上级医师查房与诊疗评估,明确出院时间 □ 关节腔内治疗 □ 必要时外科治疗(关节镜或手术治疗),延长住院时间 □ 运动疗法	□ 制定康复计划,指导患者出院后功能锻炼 □ 交代出院注意事项、复查日期 □ 开具出院诊断书 □ 完成出院记录 □ 通知出院
重点医嘱	长期医嘱 □ 专科护理常规 □ 分级护理 □ 膳食 □ 中药汤剂或相应中成药 □ 西药 □ 手法 □ 针灸 □ 外治法	长期医嘱 □ 专科护理常规 □ 分级护理 □ 膳食 □ 中药汤剂或相应中成药 □ 西药 □ 手法 □ 针灸 □ 外治法	长期医嘱 □ 专科护理常规 □ 分级护理 □ 膳食 □ 中药汤剂或相应中成药 □ 西药 □ 手法 □ 针灸 □ 外治法 □ 运动疗法	长期医嘱 □ 停止所有长期医嘱
	临时医嘱 □ 三大常规＋隐血、肝肾功能、血沉、血糖、凝血功能、C 反应蛋白 □ 心电图、胸片 □ 膝关节 X 线片 □ 患者病情需要的其他检查 □ 对症处理	临时医嘱 □ 必要时复查异常项目 □ 根据患者具体情况确定其他检查 □ 关节腔内治疗 □ 对症处理	临时医嘱 □ 根据患者具体情况确定其他检查 □ 关节腔内治疗 □ 必要时关节镜或手术治疗,延长住院时间 □ 对症处理	临时医嘱 □ 开具出院医嘱 □ 住院带药

老年膝骨关节病的中西医结合治疗